明日からの臨床・実習に使える

言語聴覚障害診断
―成人編

改訂第2版

元 目白大学教授 **都筑澄夫** ………… 監修
熊本保健科学大学教授 **大塚裕一** …… 著

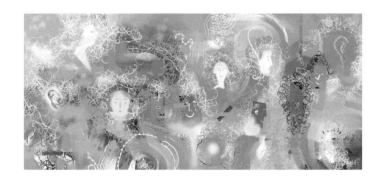

診断と治療社

改訂第2版　序

　言語聴覚障害診断学を執筆してから5年が経過しました。おかげさまで、多くの養成校で利用していただいていると聞き及んでいます。言語聴覚士の養成課程を取り巻く教育環境は養成校もかなり増え、多くの教科書が出版され、我々の時代とは大きく変わりました。評価や訓練に関する新しい考えやその方法、しいては学生の実習スタイルなど……日進月歩で様々な情報が教育現場にももたらされています。その中で我々も学生も常に新しい情報を学び、技術を習得し、日々変化する医療福祉の現場に対応できるように学び続けておかねばなりません。しかしながら、そこには新しい知識や技術の学びや習得のみならず、従来から変化していない本質的な考えや技術の学び習得も同様に必要であることは言うまでもありません。

　この著はその点を踏まえ、言語聴覚士の言語病理学的診断をくだすという行為に対して、今まで私が都筑澄夫先生より指導を受けた本質的な考えと技術を習得してもらいたいという思いで執筆しました。しかしながら、5年経過したことにより徐々に、あの内容を加えればよかった、ここは別の表現がわかりやすかったかも……など、見直したいという思いも強くなってきました。今回、その思いを編集長である大寺さんに相談したところ快く内容改訂に応じていただきました。本当に心より感謝いたします。

　さて、今回、改訂版を執筆するにあたり改変した内容を紹介したいと思います。
・診断が難しい障害の、注目すべき症状の解説を比較方式で加えた
・診断が難しい障害での診断の際、どの評価項目に注意すべきかを加えた
・実習生の実習報告会で参考にできるようなスライドを加えた
・見出し項目をデザイン化して、わかりやすくした
・内容の順番の入れ替え等を行い、よりわかりやすい流れにした

　以上です。今回の改訂により、以前にもまして症状を分析するうえで、症状のどのような点に着目すればよいのか、診断をくだす場合、どの評価項目に着目し意識して観察すればよいかがわかりやすくなったのではと思います。また表題も〜成人編〜とし、以前に出版された井﨑先生の〜小児編〜と並べることで言語聴覚障害診断の対象とする年代が、すべて網羅していることが理解していただけるような表題に変更しました。今後も、これまで同様に、いやこれまで以上の速さで医療福祉分野の変化は続くと思います。その中で私も言語聴覚士にとって言語聴覚障害診断の本質とは……を常に意識しながら日々過ごしていきたいと考えています。

令和2年12月

熊本保健科学大学　大塚裕一

監修のことば

本書は言語聴覚障害を学ぶ学生、経験年数の浅い臨床家そして臨床実習指導者向けに企画されたものです。

言語聴覚士の国家資格が1997年に制定され、現在言語聴覚士の人数が増えており多くの言語聴覚障害者が専門的に対応される状況が整いつつあることは喜ばしいことです。

このような状況下でも、言語聴覚障害学を学んでいる学生や経験の浅い一部の臨床家が陥りやすい初期の臨床行動の一つに、自分が知っている障害の一部の特徴を捕まえて「これは○○という障害である」と直ちに確定する行動が見受けられます。臨床ではこの行動は最も避けなければならないものです。全く逆の行動に鑑別診断検査を延々と行い検査づけにしてしまう臨床家も見受けられます。このような状況を見るにつけ、かねてから全般的なスクリーニングができ、言語聴覚障害学の診断に結びつける能力を養うための教科書が必要であると考えておりました。

全体的スクリーニングとは物にラベルを貼るような「自分が知っている障害の名称を貼り付ける」ことではありません。初回の臨床時には運動障害、感覚障害、失語症、失行症、失認症、前頭葉機能障害、劣位半球の機能障害などの何を持っているかはまだ不明であり確定していません。この状況下で必要な行動は、可能性のある幅広い機能障害の中から疑われるまたは可能性のある障害を的確に選別することです。この行動は外的には見えませんので、学生は経験豊富な臨床家も「ラベルの貼り付け」を行っていると思いがちです。しかし、経験豊富な臨床家ほど着実に行っているものなのです。

本書はまさに初回のまたは初期の全体的スクリーニングが実施できる力をつけ、そしてスクリーニングから言語聴覚障害の診断につなげる力を養ってもらうことを目的としています。したがって本書は「失語症のスクリーニング」、「運動障害性構音障害のスクリーニング」など特定の障害だけを対象にした内容の本ではなく、これらの障害をも含み幅広く対応できる内容になっています。その理由は臨床家になった段階では、特定の障害だけを選別すればよいのではなく、言語聴覚士の守備範囲の中の数多くの障害を選別する必要があるからです。

本書が学生だけでなく、若い臨床家にもきっと役立つものと考えております。最後に本書の出版に多大なお力添えをいただいた医学と看護社*編集部長の大寺敏之氏に感謝申し上げます。

平成28年4月

元 日白大学教授　都 筑 澄 夫

*発行当時の出版社

言語聴覚障害診断学への思い

インターネットを見ていたら、興味深いブログを見つけました。「診断学は想像学～医者がかっこいいことを言った～」というタイトルで、その内容は、言語聴覚士養成課程の講義を担当している医師が学生に、講義中、何か硬いものが入った封筒を渡し、その中身を皆で当てるといった内容でした。学生たちは必死で封筒を透かしたり、触ったりして中身が何だか想像します。そして、中身の答えを間違える学生もいる中、数人の学生が中身を当てました。そこで先生が言います。「はい、今みんなにやってもらったのが医学でいう『診断学』です。」「身体や頭の中は見えませんね？ だから、患者さんが来たら、みなさんが今やったようにして中身を当てるのです。封筒の上から中身を見るのは視診、触るのは触診、振ったりして音を聞いたのは聴診、透かして中身を見ようとしたのはレントゲンやMRIといった補助診断。」「そして、そうして診断を進めて行っても、知識の乏しさや思い込みがあると誤診を招きます。Aくんはテープ型ノリを修正テープと間違えましたね。知識が無くて、一般的な似通った病気と誤診してしまいました。」というような内容でした。

ブログを読んだ後に私も大いなる共感を覚えました。というのも、まさに今回私たちが、皆さんに伝えたかった言語聴覚障害診断に関する本質的な内容がこのブログに凝縮されていたからです。思い起こせば、私も学生の頃、今回の監修者であり、恩師でもある都筑先生に同じような課題をだされました。我々の場合は、それは、封筒ではなく、患者さんのビデオでした。それを授業中、観察させながらの先生の質問は「何がみえる？ 何を感じる？」というシンプルな問いかけでした。当然、トンチンカンな返答が続出です。実は、そこで先生が教えたかったことに本当に気づいたのは、恥ずかしながら仕事についてからだったように記憶しています。こんな私ですから、診断学は非常に難しい学問で、習得するにはかなりの努力を要する学問であるということは現在でも感じています。学生時代の先生の言葉でスクリーニングは道具はいらない。白紙と鉛筆さえあればできる！ しかし、それを実践可能となるための技術と知識を得るためには、常に考える姿勢と学ぶ姿勢が必要なんだ。」そう言われたことが、昨日のように思い出されます。

現在、私は講義で、言語聴覚障害診断学を担当しています。相変わらず、学生には「何がみえる？」と問いかけていますが、なかなかその意図が伝わらず自身も困ることが度々あります。また、学生も然りで、実習に行く前になると毎年、「初回面接・スクリーニングってどうするんですか？ 何から始めたらいいんですか？」という質問攻めです。自身の講義が学生たちに身についていないことにガッカリする経験を積みかさねていました。数年前から、このような現状を何とかするために初回面接やスクリーニング方法に特化した系統だった教科書を作成したいと予々思っていました。そこで、昨年より、その計画を都筑先生に相談し執筆する運びとなった次第です。

内容は、6章で構成され、第1章は言語聴覚障害診断の説明とその目的、第2章は評価から訓練

に至るまでの流れ、第3章は初回面接やスクリーニング時の観察の具体的なポイントと注意点、第4章は検査の紹介、第5章は対象者の記録の具体的な方法、第6章は臨床場面や実習場面で必要とされる様々な書類の例を示していますので、それぞれの場面で参考にしていただければ幸いです。また付属として言語聴覚士がよくカルテ等で目にする医学用語、また初回面接やスクリーニングで質問のベースとして利用が可能な書式を添付しました。使用する場合は本文でも述べましたように対象者の反応に応じて内容や順番を変えていただければと思います。以上、内容を大まかに説明しましたが、その特徴としては、

①初回面接、スクリーニングの具体的な観察ポイントと実施手順をわかりやすく説明している

②初回面接、スクリーニング終了後の検査の具体的な選択方法を説明している

③臨床場面、実習場面で記載することがよくある様々な書類の具体例を紹介している

④面接を実施する場合の対象者に対して注意すべきポイントを具体的に説明している

等があげられます。

言語聴覚障害診断学は、私と同じように学生に教示することに苦労している養成校の先生も多々おられると思います。もちろん内容は、養成校の講義のみならず臨床の現場で、若い言語聴覚士、実習生の指導をされている現場の先生方も使用していただける内容になっていると自負しています。ぜひ、養成校や臨床の現場で多くの皆様に利用していただくことを願っています。

平成28年4月

熊本保健科学大学　大塚裕一

目 次

改訂第2版　序　3

監修のことば　4

言語聴覚障害診断学への思い　5

第1章 言語聴覚障害診断とは　11

1. 評価とは　12

2. 発症経過ごとの評価の目的　14

1 急性期 ……………………………………………………………… 14

2 回復期 ……………………………………………………………… 14

3 維持期 ……………………………………………………………… 14

第2章 コミュニケーション訓練までの臨床的な流れ　15

1. 評価　16

1 情報収集 …………………………………………………………… 16

2 面接・スクリーニング …………………………………………… 18

3 検査 ………………………………………………………………… 21

2. 訓練　24

1 訓練の流れ ………………………………………………………… 24

第3章 対象者観察の方法（初回面接・スクリーニングを中心に）27

1. 対象者の観察　28

1 対象者の初回面接、スクリーニングのポイント 28
2 対象者の初回面接、スクリーニングの実践 31
3 対象者の初回面接・スクリーニング検査の問題点 44

2. 面接の項目と技法　45

1 一般的な面接態度の基本 45
2 一般的に面接の質問で気をつけること 45
3 家族、対象者からの質問の対応方法 46

第4章 対象者の検査　49

1. 言語検査　52

1 総合（的）検査 52
（1）標準失語症検査（SLTA）52
（2）WAB失語症検査日本語版　52
（3）老研版失語症鑑別診断検査　55

2 掘り下げ検査 55
（1）SALA失語症検査　55
（2）失語症構文検査　55
（3）失語症語彙検査　56
（4）トークン検査　56
（5）標準失語症検査補助テスト　56
（6）重度失語症検査　57
（7）実用コミュニケーション能力検査　57

● 2. 知能検査　58

(1) 日本版WAIS-R成人知能検査　58
(2) コース立方体組み合わせ検査　58
(3) レーヴン色彩マトリックス検査　58

● 3. その他の検査　59

1▶ 失認の検査 …………………………………………………………… **59**

(1) 標準高次視知覚検査　59
(2) BIT行動性無視検査日本版　59
(3) 線分二等分線検査　59
(4) 線分抹消検査　60
(5) 花模写検査　60

2▶ 失行の検査 …………………………………………………………… **61**

(1) 標準動作性検査　61

3▶ 記憶の検査 …………………………………………………………… **61**

(1) 日本版ウェクスラー記憶検査　61
(2) リバミード行動記憶検査　61
(3) 三宅式記銘力検査　61
(4) ベントン視覚記銘検査　62

第5章 対象者の記録　63

● 1. 観察レポートの書き方　64

1▶ 記録時の基本的重要ポイント ……………………………………… **64**

(1) 逸話記録　67
(2) 頻度　68
(3) 時間　68
(4) 行動の評定　68

第6章 対象者の報告書　69

● 1. 臨床場面　70

1 言語障害初期報告書例 ……………………………………… 71

2 他施設への依頼状例 ………………………………………… 72

3 他施設への紹介状例 ………………………………………… 73

● 2. 実習面　74

1 観察レポート例 ……………………………………………… 74

2 症例報告書（ケースレポート）の書き方 ………………… 75

3 臨床実習報告書例 …………………………………………… 78

（1）失語症　78

（2）運動性構音障害　83

（3）摂食嚥下障害　87

4 臨床実習報告スライド例（養成校報告用） ……………… 91

（1）失語症　91

（2）運動性構音障害　93

（3）摂食嚥下障害　95

5 症例報告用スライド例（学会・勉強会報告用） ………… 99

（1）失語症訓練（その1）　99

（2）摂食嚥下障害対応　101

（3）失語症訓練（その2）　103

6 実習日誌例 …………………………………………………… 106

付録1　言語聴覚士医学用語（医学用語の成り立ち） ─── 108

付録2　スクリーニング用紙 ─────────── 119

参考文献 ─────────────────── 121

索引 ───────────────────── 123

監修者・著者プロフィール ───────────── 126

第1章
言語聴覚障害診断とは

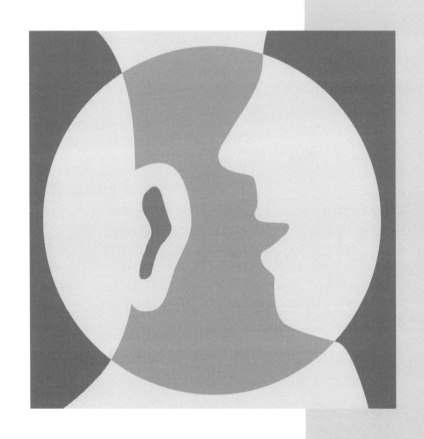

挿画原案／宮本恵美

1. 評価とは

　評価を実施する前に、重要なことは、実施しようとする評価は誰が、何のために必要かを把握することです。その理由は評価が転院や施設入所のために必要なのか、言語聴覚士自身の訓練のために必要なのか、その目的により評価する内容が異なってくるからです[*1]。

　一般的に、言語聴覚士が実施する評価の目的は、コミュニケーション障害の鑑別診断であり、障害の有無、障害のタイプ、重症度と症状の特徴の把握、訓練を実施するための情報や資料の収集、訓練効果の判定等があります[*2]。その方法は、対象者や家族との面接、対象者のコミュニケーション場面での実際の行動観察、様々な検査や関連職種からの情報等で、対象者の行動に関する情報を収集し、その結果をまとめることで成立します[*3]。訓練を実施するための情報や資料を得ることは、対象者のコミュニケーション能力を正確、詳細に把握することになり、しいては、最適で効果のある訓練を実施するために大変重要なことです。しかしながらQOLの視点では、現時点でのコミュニケーション能力の把握のみでは不十分で、病前の生活環境、社会的立場などの把握や現在の生活環境、社会との関わり方、心理状態などを把握し、対象者の全体像も理解する必要があります[*4]。

　言語聴覚士が実施する診断を言語病理学診断といいますが、評価を実施した後には、言語障害に関しては、何かしらのこの診断を下さなくてはなりません。言語病理学診断では、対象者や家族との面接、行動観察等によって得た情報や各種検査で得られた検査結果を分析、統合します。そして、コミュニケーション能力の低下をもたらしている本質的な原因、障害の種類、重症度を把握し、予後推定可能な時期であれば予後を推定します。その際、障害が生じている発生メカニズムを検討して、問題の解決方法について仮説を設けます。設定した仮説は、訓練過程にて検証しなければなりません。訓練の仮説の検証は毎回の訓練ごとにも実施しますが、一定期間の訓練を実施した後に、実施前と実施後の成績を比較して行う必要もあります。したがってその前後に用いる検査は同じもので、同じ評価基準を用いる必要があります。訓練後の再評価では効果を確認し、訓練の仮説が妥当であったかを検討し、必要に応じて仮説を修正しなければなりません。言語病理学診断はこのような流れで実施されます[*5]。

▎*1　評価結果を必要としているのは誰？

①転院先や施設入所先
②訓練を実施する言語聴覚士

▎*2　評価の目的

①コミュニケーション障害の有無
②コミュニケーション障害のタイプ
③コミュニケーション障害の重症度
④障害の特徴の把握
⑤訓練を実施するための情報や資料の収集
⑥訓練効果の判定

▎*3　情報を得る方法

①対象者や家族との面接
②対象者の行動観察
③関連職種からの情報収集
④各種検査

▎*4　QOLの視点からの必要な情報

①病前、現在の生活環境
②社会的立場、社会との関わり方
③心理状態

ただし対象者が高齢の場合は、同年齢の健常な高齢者とのコミュニケーション能力の比較が重要です。さらに、高齢者のコミュニケーション能力や認知能力は個人差が大きい点に注意する必要があります。

　最終的に様々な評価結果を、関連職種と情報を共有し、共通のリハビリテーション目標を設定する必要があります。また、入院中か外来なのかにより、どのくらいの期間や回数で診断を完了させる必要があるのかを検討しなければなりません。

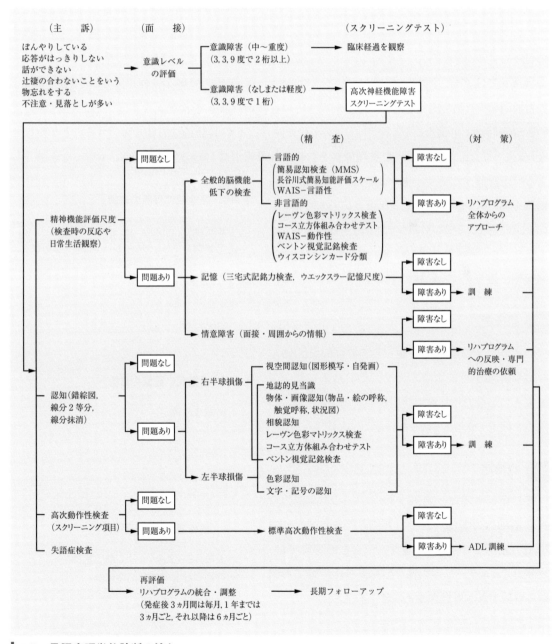

＊5　言語病理学的診断の流れ

第1章　言語聴覚障害診断とは　13

● 2. 発症経過ごとの評価の目的

成人の中途障害によるコミュニケーション障害は発症の時期により、急性期、回復期、維持期の3期に分けられます。ここでは、評価の目的をリハビリテーションの視点から発症経過別に考えてみます。

1 ▶ 急性期

急性期は、全身状態が不安定で、易疲労性が高く、評価も短時間で終了を余儀なくされることから、多くはベッドサイドでの評価になります。また、急性期には、意識障害、注意障害、認知機能の低下を伴うことも多く、コミュニケーション障害をもたらしている症状も日々変動します。そのような状況下では、コミュニケーション障害をもたらしている症状の詳細な情報を得ることも難しく、そのため訓練の目的を確定したり、具体的な訓練の方法の提案、予後推定をすることは困難です。その際は現時点で可能なコミュニケーション手段を調べ、その具体的な方法を確立することが重要となります。また、上記に述べた意識障害を含めた各障害がコミュニケーションにどのような影響を与えるのか評価する必要があります[6]。さらに、その情報を他のスタッフや家族、介護者にわかりやすく伝え、有効なコミュニケーション手段を提案することも重要となります。この点に関しては以後解説する回復期、維持期でも同様です。

> **[6] 急性期の評価の目的**
>
> ①現時点での可能なコミュニケーション
> ②各障害のコミュニケーションに与える影響

2 ▶ 回復期

回復期は全身状態も安定して、総合的な評価や詳細な評価が可能な時期です。その結果に基づき対象者に系統だった適切な訓練を実施するため、問題点を確定できるようにしたいところです[7]。

> **[7] 回復期の評価の目的**
>
> ①問題点の確定

3 ▶ 維持期

維持期の訓練は、実用コミュニケーション能力や社会活動への参加のための方法、それらのための環境の整備が中心となります。そのため評価では、実用コミュニケーション能力と家庭や社会参加の問題を解決できる視点が求められます[8]。

> **[8] 維持期の評価の目的**
>
> ①実用コミュニケーション能力把握
> ②家庭や社会参加の問題解決

第2章
コミュニケーション訓練までの臨床的な流れ

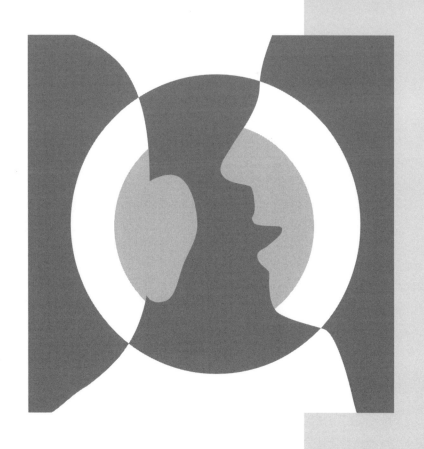

コミュニケーション訓練までの大まかな流れの説明をします[*1]。

| *1 臨床の流れ

①情報収集
②面接・スクリーニング
③検査
④訓練

● 1. 評価

1 情報収集

　言語聴覚士の役割は、言語聴覚障害の回復を訓練などで手助けすることです。したがって訓練を実施する前に、患者が訴えていることは何で、どのような状態にあり、そしてどのようなサポートを必要としているか知る必要があります。対象者の情報を収集する手段としては、前述したように言語聴覚士が自ら面接や行動観察、検査を実施し直接手に入れる方法と、家族や関連する部署からまたは他施設の他部署からの申し送りで手に入れる方法があります。

　対象者のコミュニケーション面に関する情報収集は、言語聴覚士自ら、面接、行動観察、各種検査の実施である程度は可能ですが、臨床場面では自ら実施しない検査結果等の情報も必要になることが多いので、どのような職種からどのような情報を収集すべきかを解説します。医学面は主に医師から医学的診断情報、画像所見、訓練に影響を与える検査所見、医学的治療や投薬情報、禁忌事項の情報を得ます。また、看護師や介護福祉士から、病棟でのコミュニケーション情報、他者との関わりを含めた病棟生活の様子、さらに理学療法士、作業療法士からは運動障害、知覚障害の状態、高次脳機能障害、日常生活動作の情報、加えて訓練の方針や予後に関する見通しの情報を収集します。臨床心理士などの心理関連のスタッフが勤務していれば、心理面の現時点での問題点、あるいは変化の情報を収集します。また家族からの情報も重要で、対象者の強く訴える主訴を聴取します。主訴を尋ねることで、家族および患者が障害をどのようにとらえているのか、病識や予後、あるいは一般的な障害観についての情報が得られます。外来の対象者であれば、社会参加の状況や今後の生活の希望等の情報を得ます。ケースワーカーからは、対象者が現在あるいは今後利用する可能性がある社会資源の情報や対象者が障害により生じた家族間、親戚間での関係の変化などの情報を得ます[*2]。

　以下、情報収集に関して、さらに医学面に関する情報、家族面に関する情報、その他の情報に分類して、どのような情報を聴取すべきかを詳細に解説します。

(1) 医学面の情報

　対象者の医学面の情報は評価や訓練方針を立てることに重要な影響を与え、原因疾患によって評価の意味合いが変化します。脳血管障害であれば多くの場合は発症初期に重度の症状を示し、そ

∥ *2　情報のまとめ

医師	医学的診断情報・画像所見・検査所見・治療、投薬情報・禁忌事項
看護師・介護福祉士	病棟でのコミュニケーション情報・病棟での生活
理学療法士・作業療法士	運動障害、知覚障害の状態・日常生活動作の情報・訓練の方針や予後
ケースワーカー	社会資源の情報・家族間の変化に関する情報
臨床心理士	心理面の問題点や変化
家族	対象者の主訴

∥ *3　現病歴の経過

①発症の時期
②症状の現れ方
③症状の気づきの時期
④症状の変化
⑤訪れた病院での治療内容、経過

∥ *4　発症時情報収集の具体的な内容

①意識レベルの状態
②音声表出の有無
③言葉の状態
④音声の理解状態
⑤音声以外の情報の理解の状態
⑥身体の麻痺の状態
⑦摂食嚥下障害の状態

の後、急激な改善が認められ徐々に改善は緩やかになります。このような医学的な情報を知ることにより、どのような時期にどのような評価をすれば、最も確実な評価結果が得られるのか等の予測が立てられます。

a 現病歴

　現病歴を聴取する場合の注意点は、問題となる症状がいつ発症したのか、その時にどのような症状が現れ、いつ頃、本人や家族は気づくようになったか、その後どのように変化してきたのかを聴取することです。また合併して生じた問題も聴取します。さらに、発症以後に訪れた病院、そこで受けた検査、診断、治療そして訓練や指導などの内容を聴取します。どのような経緯で現在の障害に至ったのかは、対象者の予後などに関係する重要な情報となります*3。

　急性期は、意識レベルの状態をチェックし、覚醒していれば、その際、音声表出は可能であるか、発声が可能であれば言葉の状態はどうか、意味のある単語は表出できているか、もしくはそれ以上の文レベルでの発話が認められるかなど、具体的な内容をチェックします。同様に理解面では、どの程度の理解力が残存しているか、音声での理解は可能か、ジェスチャーではどうかも確認します。また、コミュニケーション能力のみならず身体的な問題も合わせてチェックします。例えば、身体的な麻痺は認められるか、認めるとすれば上下肢両方か、それともどちらか一方か、左右差はどうか、摂食嚥下障害も同時に認めるか等です。また随伴症状がどのような順序で出現したかも大切な情報となります*4。

第2章　コミュニケーション訓練までの臨床的な流れ　**17**

*5　家族面の情報	*6　その他の情報
①キーパーソン ②受け入れ先の環境状態 ③訓練環境 ④教育的背景と趣味活動、職業歴	①利き手 ②教育歴 ③視力、聴力の状態

b 既往歴

コミュニケーション障害をもたらすことに関連する情報を聴取します。成人の脳血管性障害によるコミュニケーション障害であれば、心臓病、高血圧、糖尿病、喫煙歴などの情報を必ず得ておきます。合わせて痙攣発作の既往も確認する必要があります。

(2) 家族面の情報

対象者の様々な情報を、時には本人に連絡したり、あるいは家族に聴取する必要もあるので、キーパーソンをあらかじめ聞いておきます。合わせて、退院することを前提とした場合、自宅での受け入れが可能な状況にあるのか、訓練環境は整っているのかを確認します。また、対象者と同様の症状を示す人が家族に存在するかの確認も必要です。また可能であれば、教育的背景（何を勉強したか、どんなことに興味をもっているか）や趣味活動、職業歴などを聴取すれば、そのような情報は訓練内容を検討する際の一助となるでしょう*5。

(3) その他の情報

利き手や教育歴も重要な情報となります。利き手に関しては対象者のみならず、家族にも左利きはいないかを確認します。また教育歴では、教育年数、職業、読み書き計算の状況も可能であれば聴取します。さらに、聴力、視力に関する情報も訓練を進めていく上で大切な情報となりますので眼鏡、補聴器の使用状況も把握しておく必要があります*6。

2　面接・スクリーニング

(1) スクリーニングとは

言語聴覚士を養成する教育現場での講義は、主に失語症、構音障害、摂食嚥下障害という形の障害別の講義スタイルであり、その障害の解説を講義するスタイルが多いと推測します。しかし、実際の臨床現場で、我々が最初に出くわす難題は、目の前の対象者に「何かしらコミュニケーションの障害があるのか？」障害があるとすれば「どのようなコミュニケーションの障害なのか？」を判断することです。この判断を可能にするためには縦割り的にそれぞれが独立した科目として学ん

> 縦割りの学習を関連づけて結びつけることが大切だよ！

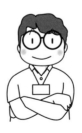

*7　様々な知識の組み合わせ

だ知識を、関連づけて整理することと、その使用方法の習得が必要です。それらを習得させることは言語聴覚士教育の大きな目標の一つです[*7]。さらにこの能力を最も必要とされるのが、短時間で、障害の大まかな見当をつけるスクリーニングです。その点から考えると、スクリーニング技法を習得するためには、かなりの知識とそれを応用する技量が必要となります[*8]。

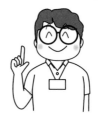

*8 スクリーニング

　言語聴覚士がスクリーニングを実施する場面はほとんどが初対面の対象者です。発症時期や障害の重症度によっては、ベッドサイドで実施する場面もあるかと思います。その点を考慮すれば、短時間で、長くても30分以内には終了させるようにする必要があります。また初対面という点から、対象者は言語聴覚士がどのような人物で、どのような性格の持ち主か全く理解できていない状況が想像されます。当然、最初から、対象者は極度の緊張状態に陥っている可能性も高いでしょう。そのような状況下で、対象者を長時間拘束し、できない課題ばかりを課してしまうことは、今後の訓練進行にマイナス要因を与えることになり、言語聴覚士に対し否定的感情を持つきっかけを与えかねないのです[*9]。時には、次回より訓練を受けることを拒否することに繋がるかもしれません。

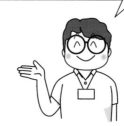

*9 スクリーニングの目的

　また、当然のことながら対象者の全身状態を配慮することも大切です。可能であれば面接前には、医師や看護師から全身状態の情報を得ます。ベッドサイドであれば、事前にカルテより情報収集をし、どのような医学的処置がなされているのかを把握しておくことが大切です。細かな気になる情報があれば、医師や看護師から詳細に情報収集をしておく必要があるでしょう。スクリーニング時の様子も注意して絶えず観察しなければなりません。顔色、表情、呼吸の様子、声量等で何かしら変化した様子があれば、あるいは疲労した様子であれば、即時にスクリーニングを中止することも大切な判断です。

　対象者は、誰一人として同じ症状や同じ反応をする人はいません。それぞれの反応の仕方によって、スクリーニングの課題の内容も進め方も異なってきます。それゆえに、臨床経験の少ない言語聴覚士や実習生にとって、スクリーニングは大変難しいといわれるゆえんです。どの対象者にでも使用できる画一的なスクリーニング課題は存在しません。そのときの対象者の反応によって、その都度、質問や課題の内容を言語聴覚士が選択して進めなければなりません。

第2章　コミュニケーション訓練までの臨床的な流れ

(2) スクリーニングの目的

　スクリーニングは、障害の有無、障害があればどれだけの残存機能や障害があるのか、その障害はどこから生じているのか等、その対象者の障害像を大まかに把握することで、その対象者に実施すべき評価を絞り込むことが目的となります。絞り込むことにより、適切な評価を導き出せれば、対象者に無駄な検査を実施することが避けられ、疲れさせず、またラポール（ラポート）形成を阻害しないための大きな要因になります。対象者に対するスクリーニングで達成すべき要件を以下に記述します。スクリーニングは言語病理学的診断のスタートになるので、診断の目的の一部と重なるのは理解していただけると思います。ここでは成人のスクリーニングについて解説します。

① コミュニケーション障害はあるのか、ないのか？

　スクリーニングの基本的かつ一番重要な達成要件です。様々な情報を駆使して、必ず言語聴覚士は短時間で障害の有無を評価しなくてはなりません。何かしらの障害が内在しているのに、それを見逃し、その対象者に障害なしと伝えることで、その対象者が受ける不利益は想像しがたいことを常に意識する必要があります。

② 障害がある場合は、失語症か構音障害か失語以外の高次脳機能障害、認知症か、もしくはそれ以外か？

　脳病変によって生じる後天的なコミュニケーション障害には、失語症、運動障害性構音障害、認知症によるコミュニケーション障害、主に右半球損傷などからもたらされる高次脳機能障害によるコミュニケーション障害、精神疾患に伴うコミュニケーションの問題、意識障害によるコミュニケーション障害などがあります。これらは単独で生じる場合もあれば、重複して生じる場合もあるので注意を要します。

③ 重症度は概ねどれくらいか？

　重症度を概ね把握することで、次なる実施検査の選択基準の情報や、スクリーニング後、検査が一通り終了し、障害や重症度が確定されるまでの間、一時的なコミュニケーションの対処方法を家族、看護師や病棟スタッフに教示できます[*10]。

④ 次回に、実施する検査は何を用意すべきか？

　スクリーニングの目的として、障害を評価することは当然ですが、逆にそれらを除外することを求められることも意識する必要があります[*11]。除外することは行うべき検査の絞り込みに重要な情報を与えます。対象

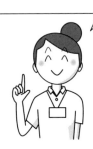

*10　重症度

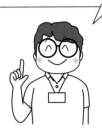

*11　障害の否定

者が2回目に面接に来た場合も、言語聴覚士がスクリーニング的な内容を実施しているようでは、スクリーニングの意味がありません。

3 検査

(1) 検査を実施する前に

対象者に検査を実施する前に、注意、理解しておく必要がある項目を以下で述べます。

① 患者の状態

対象者が検査に応じられる状態か、また適切な評価が実施できる環境かを把握しておく必要があります。急性期では様々な神経心理検査を実施しようとしてもスムーズに実施することが難しい状態を多々認めます。そのような状態下で得られた結果の分析は、かなり慎重に行う必要があります。例えば意識障害、発動性の低下を認める対象者に知能検査を実施しても、信頼性は低くなります。常に対象者の神経症状や精神症状には注意しておく必要があります[*12]。

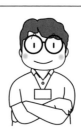

*12　精神・神経症状への注意

② 検査環境

検査を実施する環境は、対象者が持ちうる能力を十分発揮できる環境にする必要があります。雑然とした環境では、対象者の注意や集中力が十分に発揮できない可能性があります。検査を実施する環境は、常に整理整頓を心がけ、落ち着いた静かな状況下で実施できるように心がける必要があります[*13]。

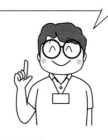

*13　検査環境

③ インフォームドコンセント

検査の前には必ず、インフォームドコンセント（説明と同意）が必要となります。初めて検査を実施する対象者であれば、訓練を進めるためには検査が必要であること、その検査の目的と内容を説明する必要があります。また、合わせて心理的に辛いようであれば、いつでも中止の要望を含めて申し出てよいこと、時には中止してもよいことなどを説明し、理解を得ておきます。もちろん本人に、認知症などで理解が得られない場合は、家族へ説明を実施し、本人の代わりに同

*14　インフォームドコンセント

意を得る必要があります*14。

4 対象者に与える負担と家族への配慮

　心理検査は身体的な機能検査より対象者に、より心理的負担をかけると言われています。特にラポール形成がまだ確立されていない状況では、一層この傾向は強まるでしょう。まず、この意識を常に持っておく必要があります。したがって、実施する検査は適切な評価をするのに十分なものであることと対象者の負担を最小限にする分量である必要があります。いわゆる最小限の実施項目で最大限の情報を得るという意識を持つことを肝に銘じておいてください*15。また検査の際は対象者の変化に十分に注意し、一般状態の異常が少しでも認められた場合は即座に検査を中止します。つまり、言語聴覚士の立てた予定に縛られないように気をつける必要があります。対象者は、検査のための実験対象ではないということを常に意識することは大切なことです。また、家族にも同様に、障害を説明する際には配慮を要します。検査結果説明であったとしても客観性は必要ですが、家族の気持ちを思いやった態度、内容であることが望ましいのです。特に、対象者本人が許すようであれば、検査場面、訓練場面に同席してもらうのも一つの方法でしょう。実際の場面をみることにより、障害の具体的な内容の理解が促進される可能性が高くなります*16。また言語聴覚士が対象者の症状の説明を家族に実施する場合も、対象者がどのようなことができて、どのようなことができないか、家族が検査や訓練の実施の場面を観察していると障害の理解が促進される場合が多いです。

(2) 検査に関して

　検査は、一般的に対象者の言語聴覚機能に関する障害の有無やタイプ、重症度等に関する能力を測定できるように、ほとんどが効率化されています。しかしながら、その目的を達成するためには、検査環境や刺激が整理されたものでなくてはいけません。例えば、各検査を実施する場合、対象者が集中して課題に取

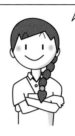

検査では対象者に対して最小限の負担で、最大限の情報をえる意識が大切です

*15　検査負担への配慮

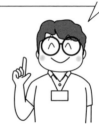

可能であれば家族の方に検査、訓練場面を見学してもらうと障害の理解度が進む場合もあるよ！

*16　家族の理解

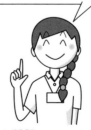

総合（的）検査は標準化されており、検査方法と得点化が明確、掘り下げ検査は的確な訓練を実施するために！

*17　検査の種類

り組む環境となっているか否かは、その検査結果の信頼性に大きく影響を与えます。いわゆる正確な測定を実施するためには、他の要因の影響が出ないように検査条件を統制する必要があります。それに関しては、検査環境のみならず、検査者の実施方法、検査器具、対象者の体調など多くの条件を統制する必要があります。検査には総合（的）検査と掘り下げ検査があります[*17]。

① 総合（的）検査

　総合（的）検査では、そのほとんどが標準化されており、検査手順と採点方法が明確に規定されています。また、誰が検査しても、あるいは何度検査しても同じ結果が得られるように統制されており、また測定するものが、確実に測定できるようになっています。失語症の検査を例にとると、WAB失語症検査、標準失語症検査、老研版失語症鑑別診断検査の3つがあります。これらの検査では、大まかなタイプ分類や重症度のみならず、障害の特徴も推測でき、掘り下げ検査をもたらします。

② 掘り下げ検査

　掘り下げ検査は、より精度の高い診断をし、的確な訓練を実施するために、総合的な検査では、得られない情報を補うために実施します。その目的は、障害をもたらしている問題点を絞り込み、どのレベルから訓練を実施するのか、どの訓練方法が適しているのかを導き出すことにあります。掘り下げ検査は総合(的)検査とは違い、言語聴覚士が個々の対象者に必要であると思った検査内の項目を選択し実施します。つまり総合（的）検査のように決められた順番で実施するものではありません。時には、知り得たい目的のためには、自ら検査を作成して実施する場合もあります。例として具体的に臨床場面の課題で考えてみたいと思います。例えば、失語症者に対して標準失語症検査を実施したとします。その結果、単語の聴覚的理解「聴く」で30%の正答率であったと仮定します。しかし、この情報だけでは、対象者にどのような刺激を使用して、どのようなレベルから訓練すれば良いかの情報はえられません。聴理解30%をもたらした原因は、音韻照合のレベルが障害されたのか、語彙照合のレベル、もしくは意味照合のレベルで障害されたのか、もしくはそれらが複数関わっているかを、掘り下げ検査を実施して検証する必要があります。この場合に選択される検査は、音韻弁別検査、語彙判断検査、意味カテゴリー別名詞検査等です[*18]。

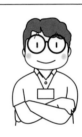

*18　聴理解低下の原因

　このような検査を言語聴覚士が選択、実施することにより障害の性質が判別され、どのような訓練をどのようなレベルから実施すればよいかといった情報が得られ、より効果的な訓練方法を対象者に提供できるようになります。また訓練の根拠にもつながります。しかしながら、毎回明確な障害メカニズムが立証されるとは限りませんが、少なくとも、やみくもに聴理解が低下している対象者に聴刺激を与えてpointingさせ、それを何ヵ月も繰り返すということは避けられます。言語聴覚士は常

に「訓練で、なぜ、このような方法を選択したのか」の問いに答えなければならないということは意識しておく必要があります[19]。

(3) 検査の解釈

● 各検査から得られる定量的データと定性的データについて

標準化された検査の得点として得られる結果を定量的データ、結果に至るまでの過程や遂行の形式にみられる特徴、誤りの内容など、数値化が難しいものを定性的データといいます。神経心理学的検査では、患者の反応過程にみられる質的な特徴も重要な情報の一つとして位置づけられています。つまり数字では表現することができない重要な情報が存在していることは多くの言語聴覚士も理解していることであると推察します。一般的な心理検査の過程で重要とされる面接や行動観察場面での観察視点は、神経心理学的検査の際にも重要であることはいうまでもありません。

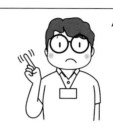

言語聴覚士は、訓練で、なぜ、このような方法を選択したのかを説明できなくてはいけないよ！

[19] 訓練の根拠

● 2. 訓練

1 訓練の流れ

コミュニケーション訓練は機能障害の予後を推定し、社会復帰の方向を決定し、それに向かうための方針を立て、訓練内容を決定します。そして定期的に再評価を実施し、訓練内容はその時期に適したものを提供することが重要になります。しかし、コミュニケーション障害の訓練は、障害された機能の訓練方法の提供のみならず、その障害に関わる他の要因に関してもアプローチします。例えば、意欲低下、抑うつ状態などの心理的側面へのアプローチ、現在の障害や予後を含めた障害の理解をしてもらうための家族へのアプローチ、対象を取り巻く入院や自宅、もしくは職場などの取り巻き環境などの調整等です[20]。

[20] 訓練以外でも必要なこと
①心理的側面アプローチ
②家族へのアプローチ
③取り巻き環境の調整

(1) コミュニケーション訓練

コミュニケーション訓練では対象者の症状を、様々な検査等を用いて詳細に分析し、機能障害そのものを改善させることにまず目的を置きます。合わせて、様々な環境下に置かれている対象者に対して、その環境に適した実用コミュニケーションを成立させるための手段の獲得を目指します。また、補助具の使用も必要と判断した対象者であれば、その習得訓練も実施します。なお、訓練の実施形態は個人訓練、グループ訓練、自習等がありますが、訓練の対象者により訓練形態にも適性があるので個人訓練やグループ訓練のどちらか、もしくは両方に参加させるのかは慎重に判断します。

一般的にグループ訓練では、他者と接触するため実用的なコミュニケーション訓練の場にもなります。また自身を客観視する場にもなり、障害の受容につながる場合もあります。なお、グループ訓練や個人訓練の長所と短所は多くの教科書で解説されているので、ここでの説明は差し控えます[21]。

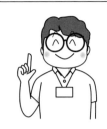

*21　コミュニケーション訓練

(2) 心理的側面へのアプローチ

障害の受容には非常に時間がかかり、その受容の進み方も個々で異なります。対象者が、抑うつを含めて何かしら心理的な問題を抱えている場合も少なくはありません。時には、人としての自信を失い、生きて行くことに対して意欲ももてずに、ネガティブな発想をしてしまう対象者も存在します。そのような対象者への言葉かけや働きかけには、どのような働きかけが最も受け入れてもらえるのかを様々な方向から慎重に検討する必要があります。例えば、個人訓練のみならずグループ訓練ではどうか、家族とともに訓練を実施するのはどうか、言語機能訓練の代わりにしばらく趣味を優先させる活動にしてはどうかなど、様々な訓練方法や訓練形態を検討してみる必要があります。対象者の心理的状態次第では、訓練を一定期間休むことも検討する場合もあります[22]。

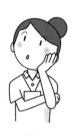

*22　心理的側面へのアプローチ

(3) 家族へのアプローチ

発症初期は、訓練対象者の家族は障害のことを理解できず、またどのように対象者と接してよいかもわからず、加えて将来の見通しも立たない場合も多々あり、非常に混乱し動揺している状態にあります。そのような場合には様々な職種と連携し、ケースワーカーなどから社会資源情報を提供することも気持ちを落ち着かせる一助になります。また、他の障害をもつ家族と交流をもたせることも心理的安定につながる場合もあります。家族は訓練の進行に最も影響力を与えるので、早めに家族の心理的な安定のための方策を検討する必要があります。また、可能であれば、訓練場面や検査場面に同席してもらい、対象者のコミュニケーション能力や対応の仕方等の接し方を学んでもらい、対象者の現状の能力を把握してもらうことも大切です[23]。

*23　家族へのアプローチ

①社会資源情報の提供
②家族間の交流
③対応の仕方の学習

(4) 環境面への調整

病棟での生活か自宅での生活かにより、調整の方法も内容も異なります。入院中であれば、他のスタッフにコミュニケーションの成立する方法を指導します。また外来対象者であれば、家族や職場に関して、どのようなコミュニケーション方法が可能で、どのような機能が保たれているのかを細かく説明します。その際、その環境における対象者の新しい役割も考慮していただくようにお願いする必要もあります[*24]。

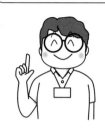

*24　環境面への調整

第3章
対象者観察の方法
（初回面接・スクリーニングを中心に）

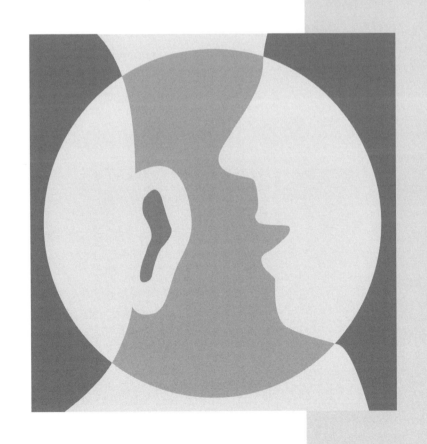

1. 対象者の観察

1 対象者の初回面接、スクリーニングのポイント

(1) 初回面接、スクリーニングポイントの考え方

　初回面接やスクリーニングでの観察は、事実を思い込みで決めつけたり(すでに入手した事実に基づいて「絶対○○に違いない」と決めつけることも含めて)、単に症状に名称をつけて終わることではなく、当たり前のことだと日頃感じることも意識的に注意して事実を把握する必要があります。この事実の把握を確実に達成するために、ここでは、初回面接、スクリーニングを実施するうえでの基本的な考え方を解説したいと思います。

> **・コラム・　学生と実習生への落とし穴**
>
> 　言語聴覚士をめざす学生が最も陥りがちな問題は、様々な障害や症状の知識を多く持てば持つほど自身の獲得した知識に縛られて、対象者に認められるありのままの事実が見えなくなることです。つまり、自身が知っている症状名、障害名を対象者につけるだけで、状態の把握ができたと誤解しがちになります。実は、私も経験したのですが、障害名を学べば学ぶほど、対象者に認められた様々な症状が自分の学んだ障害にみえてきます。いわゆる、自分の知っている知識に対象者のすべての症状を当てはめ、それに該当しない症状は無意識の内に排除したりするのです。これは思い込みによって事実を歪めて観察することであり、絶対、避けなくてはならないことです。

① 対象者を観察する時の評価者の基本的情報入手ルートは何を利用すればよいかを知る

　言語聴覚士の情報入手ルートは視覚(視診)、聴覚(聴診)、触覚(触診)などの感覚ルートを用います*1。なお打診は多くの場合は行いません。事実を収集するために、言語聴覚士は感覚器に入った刺激を弁別、同定できる能力が必要です。聴覚系では特に語音の弁別能力が必要となります。また、他の感覚経路でも意図的に種々の刺激の内容に着目できる能力が必要です。

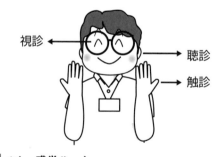

*1　感覚ルート

② 当たり前、当たり前でないこと、特別そして特別でないことに注意して観察する

　このようなことは当然であると考えられる事項の観察が重要であり、当たり前であることや特別でないことを意識し、注意し確実に観察する力が備わっていれば、特異なこと、目立つことは見つけやすいと考えます。つまり当然と考えられることや特別でないことの上に、当たり前でないこと特別なことが成り立っているということです。例えば、ある患者は初対面で挨拶や自己紹介をしました。(ま

ず、言語聴覚士は挨拶や自己紹介をしたことに気づく必要があります）しかし、ある患者は初対面なのに挨拶しない、自己紹介しないのはおかしい、そのように感じる視点です。

③ 事実をありのままに観察する

事実とは「ありのまま」の状態です。発生している事象、発生していない事象、不明なことは不明であることが事実です。したがってそのまま把握することが観察の重要な基本となり、確実に入手したデータだけを事実として使用します。例えば服を着ていて視診はできないときに「体幹に欠損はなかった」とは断定できません[*2]。見えないものを視診できたとしてはいけません。特に発話や構音の聴取では、音韻で聞き取ると有意味なものは意味に引っ張られて、表出された実際の語音を聞き取れなかったり、表出されなかったものを表出されたと思い込む場合が多いので注意を要します[*3]。また、学生のレポートで聴力や発話の項目に関して「聴力は保たれている」という記述や「発話は認められた」という記述で終了しているのを多々見かけます。これらはありのままの事実の記述とはいえません。記述の例として、事実と事実に基づいた記述方法であれば、「聴力はセラピストと向かい合った距離で聞き取れるだけの能力は保たれている」というような記述や、「発話は非流暢で、プロソディー障害が認められ、一音一音確認しながら挨拶のみ（オハヨウ）のみ表出が可能であった」等の記述になるべきだと思います。また、この原則に基づけば、入手できた事実が不完全であれば、その事実の範囲内で評価することが大切です。その場合、見るからに健常者に近い患者さんが右手で額に触れることができたとします。このデータでは「額に触れるだけの右腕の可動域」まで言及するにとどめるべきです。

④ 刺激が与えられた場合、刺激が与えられない場合の両方を観察する

言語聴覚士が意図的に何かを行った状態の時は観察に集中しますが、対象者に外からの働きかけがない

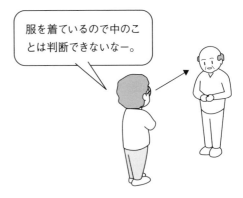

*2 観察の基本

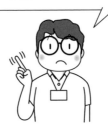

*3 音韻での聞き取り

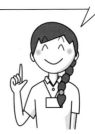

*4 刺激の有無

第3章 対象者観察の方法

状態の時は観察対象から外しやすくなります。刺激が与えられた場合の観察だけでは、必要な情報の半分しか得られません。両方の観察視点が必要かつ大切です。例えば、特にこちらから話しかけもしないのに、対象者がキョロキョロしている行動は、障害や症状を考えるうえで重要な情報となります*4。

⑤ 変化したこと、変化しなかったことを観察する

時間経過とともに、患者の反応の一定の状態の一部や多くが変化したかを観察し、観察時間は秒、分単位での観察が必要です。例えば運動障害性構音障害が疑われる患者で舌の反復運動を続けると、10回までは健常者と同じような運動範囲で動かすことが可能でしたが、10回超えたら運動範囲が急に狭まってきたといった例が臨床場面では多々存在します*5。

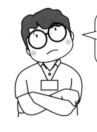

*5　経時変化

⑥ 質的な面、量的側面両方に注意して観察する

例えば、意識の状態を例にすると、意識レベルがどのような状態であったか等の質的な側面と併せて、どれくらいの時間は保たれていたかといった量（時間）的側面の両方を観察します。

⑦ 発生、変化、消失の有無が起きた条件をみる

対象者の障害に関わる何らかの発生、変化、消失などの事象は必ず何らかの条件の下で起こります。したがって起こったことだけでなく、条件にも注意をはらう必要があります。例えば、ブローイング時には鼻漏出が認められなかったが、「ア」発声時には鼻漏出が認められた等です*6。

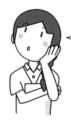

*6　発生、変化、消失の有無

⑧ どこまで障害されたかは、逆に考えればどこまで能力が残っているかという視点を忘れず観察する

例えば、右手は額までの可動域しか残存していなかった見方も、視点を変えると右手は額までの可動域は保たれているといえます。両方の観察視点を忘れないように注意すべきでしょう*7。

*7　初回面接・スクリーニングポイントの考え方

①対象者の観察のための情報入手ルートを知る
②当たり前のこと、当たり前でないことを注意して観察する
③事実をありのままに観察する
④刺激が有る場合、無い場合の両方の反応を観察する
⑤変化したこと、しなかったことの両方を観察する
⑥質的、量的側面に注意して観察する
⑦発生、変化、消失の有無が起きた条件をみる
⑧障害された機能、残存している機能両方の視点で観察する

2 対象者の初回面接、スクリーニングの実践

ここでは、段階的な観察の方法と具体的にどのような項目を観察すればよいかを解説します。

(1) 初回面接、スクリーニングの段階的進め方

① 機能面の評価

主たる対象者の機能面とは、感覚、言語、運動、行為等です。具体的な項目とポイントは、次の章で解説します。

② 刺激・反応での評価

言語聴覚士が対象者に対しての観察の基本的態度は、どのような刺激をどのくらい与えているのか、それに対する対象者の反応の仕方、例えば課題に対しての正反応の仕方、誤り方、課題全体での正答率、誤答率を観察することです。特にどのようなといった質的な視点が重要となります。

③ 障害の絞り込み

ある一つの症状をとらえて、直ちに特定の症状群であると確定してはいけません。一つの情報が入力されてから、対象者が反応するまでには、その情報は身体内の脳処理機能を始め、複数の機能によって処理されます。したがって誤った反応を言語聴覚士が観察した場合に、どの機能の処理が誤ってその反応がでたのかは複数の可能性があり直ちには断定できません。ある一つの症状は様々な症状群に繋がる可能性があります。例えば日付を言語聴覚士が対象者に聞いたら誤って発話したとします。その場合、すぐに見当識障害であると判断してしまうことが、学生、若い言語聴覚士にありがちです*8。しかしながら、日付を聞き、誤って発話したという事実からは、見当識障害以外にも、他の理由も考えられるのは周知の事実です。このような場合にはまず、日付を誤った場合の考えられる原因をあげ、一つずつ検証していく作業が必要となります。

以下、障害を絞り込む目的、障害の絞り込み方と確定の仕方について解説します。

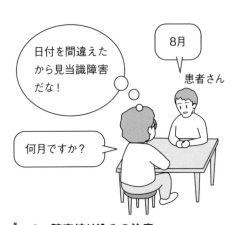

*8 障害絞り込みの注意

a 障害の絞り込みのための除外の手続き

症状群は複数の症状から成り立ち、その組合せは変わりません。各症状群がどのような症状から成り立っているのかを知っておく必要があります。各症状は複数の症状群にわたって含まれています*9。

症状群Aはa, b, e, f, g, hの症状から成り立っているとします。症状群Bはa, b, c, h, jの症状から、症状群Cはa, b, d, e, i, jから成り立っているとします。

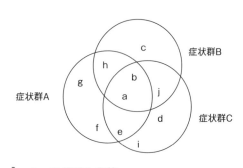

*9 症状群と症状

第3章 対象者観察の方法 | 31

除外の手続きでは観察された症状が含まれる症状群は対象から除かれませんが、含まれない症状群は対象から除かれます。例えばaが観察されたとします。この場合はどの症状群もaを含んでいますから対象から除外されません。次にhが観察されたとします。この症状は症状群AとBに含まれますのでこの症状群は対象から除外されませんが、症状群Cには含まれないものですので、症状群Cは対象から除かれます。次なる症状を見つけていけばこのように最初は対象とした症状群の中から徐々に除外され、対象とする症状群の範囲が絞り込まれていきます。この手続きを繰り返しても対象が絞られるだけで、目の前の患者さんが持つ症状群は○○であると確定することはできませんが重要な手続きです。この手続きは次に述べる確定の手続きに先立って行います。

b 確定の手続き

確定の手続きは必ず除外の手続きの後で行います。その理由は一部の症状を見つけただけで確定してしまうのを避けるためです。確定の手続きでは、症状群のもつ症状が観察されれば、その分だけ対象である可能性が高まります。症状が複数観察されればより可能性が高まります（対象に近づきます）。しかし○○であると確定できるのは症状群のもつ症状がすべて観察された時です。

④ 障害された機能レベルの絞り込み

以下、障害された機能レベルを推定するための手続きについて解説します。

a 複数の課題数で低下した機能を絞り込む

対象者の誤反応の場合、その課題で正反応に至るまでに必要な複数の機能レベルの内のどこで機能低下が生じているのかを一つの課題だけでは絞り込むことや断定することは避けなければなりません。したがって複数の課題結果と反応を入手する必要があります。

b 正反応と誤反応を使用して問題のある機能レベルを絞り込む

課題に対して、正反応を得た場合、いわゆる出力結果が正反応であれば、その反応が得られるまでに必要な一連の処理過程の機能はその課題の反応に限っては正しく働いていることになります。その観察点と上記の複数の課題数で低下した機能を絞り込む方法の考え方を使用して、障害が発生している機能の推定を行います。臨床ではさらに複数の情報を組み合わせて絞り込みを行うことが多いと思います。もちろん上記の手続きを取っても、特定の機能障害を特定できる場合とできない場合もあることは理解しておく必要があります。

c 消去法を使用して障害を絞り込む

観察の段階でAという症状が観察されたら、まずはAという症状が生じる可能性をすべて考えてみるのがスタートです。そして、引き続き観察する中で考えてみたすべての可能性の中で否定できるものがないかを

> あれ？　日付を言い間違えたということは……見当識障害かな？
> いやいや、記憶障害もあるし……軽い失語症もあるから、語性錯語の可能性もあるぞ！　まず、一つずつ可能性を消去していかなきゃ〜

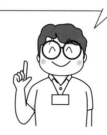

*10　消去法

探します。一つひとつ可能性を否定して行き、最後に残されたものが、Aという症状の原因となっている可能性の高い障害メカニズムとなります。結論的に最後に残るのは一つの場合もあるし、複数の場合もあります。またいつも必ずその原因が必ず判明するわけではありません[*10]。

⑤ 全体のまとめ

障害の有無や、障害がある場合にはどのような障害か、重症度はどれくらいのレベルか、また障害が重複しているのかをまとめます。さらに今後に行う検査は何が適切かを明らかにします。例えば、失語症が認められることを仮定して解説すると、「障害の有無としてはコミュニケーション障害があり、失語症である。重症度は重度であり、合併症状として精神機能低下と口腔顔面失行もありそうである。各モダリティーの残存、障害の程度を知るためにSLTA、精神機能、失行の精査をするために高次動作性検査、コース立方体検査、レーヴン検査を実施する計画である」以上のような結論になります。

（2）スクリーニングの進め方のポイント

具体的なスクリーニング例を以下にあげます。原則的には易しい課題から難しい課題へと進めます。例えば、スクリーニング中、運動障害性構音障害と判断したのであれば、構音状態を観察する場合、明瞭度がどのように変化するのかは、音節レベルの発話から単語レベル、そして短文へと観察視点を移していきます。また失語症で聴理解の判断であれば、単語レベル課題から短文レベル課題という流れです[*11]。

① 自由会話：発話、聴理解の状態

例えば、基本的には最初、氏名、住所を対象者に尋ね、答えていただくことになりますが、もし、氏名さえも答えられない場合、またかなり聞き取りにくい明瞭度の低下がある場合は、書字させます。それが難しいようであれば、対象者にyes-no反応で答えてもらうように言語聴覚士が質問を言い換えます[*12]。例を示します。

「例：お名前を教えていただけますか？」→「例：お名前は、山田太郎さんですか？」（ここで本人とは異なる氏名をあえて発話してもよい。この反応次第では、聴理解のレベルの判断の一情報にもなる）

その後、障害は異なるにせよ、発話障害がかなり重

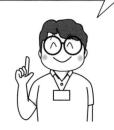

*11　スクリーニングのポイント

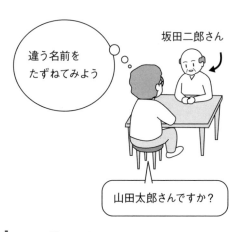

*12　問いかけ

*13　問いかけ方の変更

度であると判断したのであれば、対象者の反応は、書字もしくはyes-no反応が応答形式の基本となるので、言語聴覚士は以後の質問の問いかけ方を考える必要があります[13]。

　基本的には、スクリーニングの進め方は、易しい課題から難しい課題へと進めていくことは述べましたが、その原則は、言語モダリティー間にも当てはまります。自由会話で、氏名さえも発話することが困難と判断した場合は、その後の呼称課題などは、対象者の心理的負担等を考慮して実施しないほうが望ましいと考えます。

② 呼称：錯語の有無、失構音の有無、構音運動の単語レベルに与える影響

　失語症の発話で認められる症状の確認も重要ですが、合わせて、構音障害が単語の明瞭度に影響を与えているのか、与えているとすればどれくらい影響しているのかを確認します。

　課題は高親密度語、高心像語から、低親密度語、低心像語に移行します。

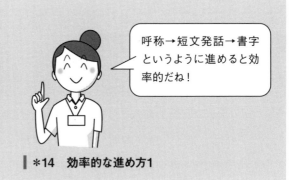

・POINT・　対象者の障害レベルにもよるが、効率的に進めるのであれば、呼称後に、対象とした単語で短文を作り発話してもらったり、課題の単語を漢字や仮名で書字、その後それを使用し、短文を書字してもらえば、その後の書字課題を新たな項目として実施しなくてもよいでしょう[14]。

*14　効率的な進め方1

③ 復唱：語音認知レベル、錯語の有無、構音運動の単語レベルに与える影響

　語音認知と発話のいわゆるinputとoutputの両方の反応を観察します。inputでは聞き返しはあるのかもチェックします。ある場合はその具体的な聞き返し方が、例えば「えっ？」「たまご？」と聞き返したと仮定すると、その聞き返し方にはかなりの質的な違いが存在します。

　課題は単語から最長4語～5語文まで移行します。

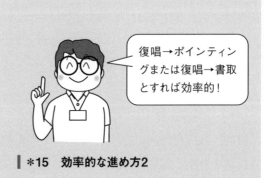

・POINT・　対象者の障害レベルにもよりますが、効率的に進めるのであれば、復唱後に、その課題語を絵カードや対象物を使用してポインティングさせると単語レベルの聴理解の課題にもなるし、復唱実施後、漢字、仮名で書字させると書き取りの課題となり、新たな項目として実施しなくてすみます[15]。

*15　効率的な進め方2

④ 聴覚的理解：聴理解のレベル

　単語から始め、物品の系列動作まで実施し聴理解のレベルの情報を得ます。なおこれまでの課題で、明らかに聴理解のレベルが、単語レベルである、もしくは単語レベルにも至らないと判断した場合は、単語レベルの課題で中止します。

　課題は単語レベルは高親密度語、高心像語から低親密度語、低心像語の順で進め、その後、文まで進める場合は短文課題として2語文、3語文と進めます。

> **・POINT**　対象者のレベルにもよりますが、効率的に進めるのであれば、聴理解の課題の中に系列動作を実施させる指示課題を入れると、観念失行や観念運動失行の有無も同時に評価できます[*16]。

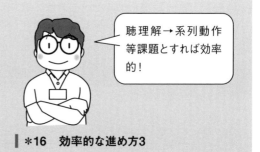

聴理解→系列動作等課題とすれば効率的！

*16　効率的な進め方3

⑤ 書字：失書の有無、文字の書き順、文字の構成力

　書字課題は自由会話の場面の流れの中で実施したりもします。まずは、氏名や住所を書いてもらいます。その時点で難しいと判断すれば、以後の課題は中止します。

　課題としては、単語レベルから実施し、高親密度語、高心像語から低親密度語、低心像語の順に進め、その後、2語文、3語文と進めます。ちなみに、文の書字課題が特に問題がないようであれば、失語症という診断は、ほぼ否定できる可能性が高いと考えます。

> **・POINT**　自発書字が困難な様子であったとしても、再度、文字の模写は実施します。これにより、文字の書き順のチェックや文字の構成能力の評価ができます。

⑥ 発声・発語器官の運動、構音能力

　スクリーニングでの構音器官の運動課題は、基本的には舌と口唇のいくつかの動作模倣を実施します。動作模倣を用いる理由は構音器官の運動と行為（口腔顔面失行）の両方を同時に観察するためです。動作模倣の反応から運動能力と行為を分離して評価します。例え行為としては誤反応であったとしても運動能力の情報が含まれていますので、それを評価します。

　発声と声質や構音能力は単語や文を話す他の課題の実施時に、発話の評価と同時に構音の分析・評価

構音器官の運動障害、構音障害、口腔顔面失行、音韻の操作、音韻の認知の検査を同時に行うと効率的

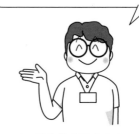

*17　効率的な進め方4

第3章　対象者観察の方法　35

をします。

　また、運動麻痺による軽い構音障害も見逃さないことも必要です。最も構音が障害されやすい「ラ行、サ行」の単音節、VCV（母音・子音・母音の組合せ）のいくつかを復唱で行うことで、構音障害の情報が入手できます。同時に失語や失構音にかかわる音韻操作の情報、音韻の聴覚的認知の情報も得ることができます[17]。

⑦ **図形の模写、上肢運動機能：構成障害、半側空間無視、身体部位失認等**

　図形の模写は2次元の図形から始め、3次元に見える図形の模写へと進みます。スクリーニングでは簡単な2次元図形の模写で十分です。構成障害や半側空間無視等がチェックできます。上肢の動作模倣は検査者が指さした身体部位と同じ部位を指さしてもらいます。これは上肢の運動能力や身体図式障害のチェックとなります。また模倣での手指構成は手指の運動能力、手指認知、構成障害のチェックとなります。

　以上、スクリーニングの具体的な進め方と考え方、ポイントについて解説しました。

（3）初回面接・スクリーニングの注目すべきポイント

　ここでは、初回面接、スクリーニングの注目すべきポイントをキーワード方式で解説します[18]。

> ***18　スクリーニングの具体的項目**
>
> ①感覚機能
> ②運動機能
> ③社会的適応能力と行動
> ④精神機能
> ⑤言語機能、構音機能
> ⑥認知機能、行動機能

① **感覚機能**

key word　聴力・視力・視野・流涎（運動機能にも関わる）

聴力▶どれくらいの聴力レベルが残存しているのか

　（例）机上で向かい合った距離では聴取可能なレベルは保たれている

視力▶どれくらいの大きさの物までみえるのか

　（例）STが提示した絵カードの絵を判別可能なレベルは保たれている

　（例）STが提示した文字チップは音読可能なためそのレベルは保たれている

視野▶どれくらいの範囲まで見えるのか

　（例）左右に提示した絵を眼球を動かしたり、顔を動かさないで判別可能なため検査や訓練に
　　　　影響を与えるような視野の問題は認めず

流涎▶感覚障害はあるのか、異常感覚はないのか

　（例）発話時、常に右口角から垂れていた

② 運動機能

key word　麻痺の有無および左右・移動手段・姿勢

麻痺の有無、左右差▶どれくらいの運動機能が保たれているのか、麻痺があり左右差があるのか

　（例）左上肢、顔面に麻痺を認めた

移動手段▶移動能力はどれくらいか、どのような移動手段をとっているのか

　（例）独歩で移動は自立されていた

姿勢▶どれくらいの姿位維持能力か

　（例）30分間の訓練を受けることが可能なレベルの耐久性は認められた

③ 社会的適応能力と行動

key word　表情・礼節および身なり・自発性・状況判断力（精神機能にも関わる）

表情▶表情の変化はあり、喜怒哀楽等がみられるか

　（例）訓練時には笑顔も多々あり、表情の変化も認められた

礼節および身なり▶対人に関する基本的な社会性は保たれているか

　（例）自身より挨拶され、礼節も保たれていた。また入院されているが、着替えて来室され、清潔そうな私服であった

自発性▶自ら意欲的に課題等に取り組もうとするか

　（例）自発的な動きもほとんどなく、課題にも応じられず自発性が低下していた

状況判断力▶今、自身に起こっていることが理解でき、そのことに対応できるか

　（例）全失語でほとんど言語モダリティーは障害されているが、知能検査の課題にもスムーズに応じられ、何をすべきか理解されている様子であった

④ 精神機能

key word　意識レベル・精神機能・注意力・記憶力

意識レベル▶外界の刺激に対する覚醒度はどれくらいか

　（例）開眼しており、外的刺激にすばやく反応し特に問題は認めず

精神機能▶置かれている状況に対する対応力はどれくらいか

　（例）精査を実施していないので細かな判断は難しいが、日常生活を送れるレベルは保たれている

注意力▶様々な刺激に対する注意力はどれくらいか

　（例）視線も課題からそれず、20分間は課題に集中して取り組まれていた

記憶力▶時間的記憶、自身に関して起こった記憶等、記憶力はどれくらいか

　（例）自身の生育歴も昨日の記憶も保たれており、特に日常生活には影響を与えないレベルは保たれている

⑤ 言語・構音

a 発話

key word	・発話の長さ・保続、錯語の有無と種類・流暢性・情報の伝達度・喚語困難の有無・発話開始時の状態・発話中の付帯動作・構音器官の動き・誤りの一貫性・自己修正・声の高さと声の大きさ、プロソディー・構音の明瞭度

発話量▶決められた時間内にどれくらいの発話が認められたか

　(例) 発話量は多く、多弁であった

発話の長さ▶単語以下、単語、文のどのレベルまで可能か

　(例) 3語文レベル以上の発話がほとんどであった

保続▶保続は認められるか、どれくらいの頻度で、どのような状況時に認められるか

　(例) 言語性の保続が著明で、最初の呼称課題の実施後即認められた

錯語の有無と種類▶どのような錯語が、どれくらいの頻度で、どのような状況時に認められるか

　(例) 音韻性錯語が認められ、転置が著明であった。また語性錯語も時折認められ、ほとんどは意味性錯語であった。

流暢性▶発話量、句の長さ、失構音の有無、努力性等から流暢か非流暢か (ボストン失語症鑑別診断検査の話し言葉の流暢性プロフィールを利用することが多い)

　(例) 自発話は流暢であった

情報の伝達度▶発話にどれくらいの情報量を含んでいるのか

　(例) 時折、新造語も認められ、発話量の割には情報量は少ない

喚語困難▶喚語に関してスムーズに発話されるか、特別な反応はないか

　(例) 名称がなかなか発話できず、用途を説明する迂言が多々認められた

発話開始時の状態▶発話の開始時、努力性が認めるなどスムーズに発話できない何かしらの症状はないか

　(例) 文の第1音がなかなか発話されず、努力を要していた

構音器官の動き▶構音器官で形態的、機能的に問題となるものはないか、時間的な変化は認められないか

　(例) 左側の舌の動きに可動域の低下が認められ、発話の時間経過とともに明瞭度の低下が認められた

誤りの一貫性▶常に同じ課題時に誤り、誤り方も、常に同じように誤るということはないか

　(例) 音韻性錯語の誤りも置換、脱落などが多々認められ、誤った音も一貫性は低い

発話中の付帯動作▶発話する際、何かしら発話に伴う動きはないか

　(例) いつも発話するときは空中で、発話しようとする内容を書字しながら発話した

声の高さと大きさ、プロソディー▶聴覚的印象として健常な成人と比較して違いはないか

　(例) 成人男性の声の高さから、ずれた印象はなく、特に問題は認めず。しかし、声の大きさが

音節レベルで変化していた。また、イントネーションの変化もほとんど認めず1音節ずつ、区切って発話されていた

構音の明瞭度▶文、句、単語、音節レベルで明瞭度はどれくらいか

（例）音節レベルで歪みが認められ、単語レベルでも聞き取りにくい

b 聴理解

> key word　入力刺激の長さおよび文法的複雑さ・語の属性・刺激入力後の反応・反応までの時間（聴覚刺激に呼応する頷き、ポインティング、発話など。聞き返し）

入力刺激の長さおよび文法的複雑さ▶単語、文等どれくらいの長さの刺激が理解可能か、文構造の種類により理解力の差があるか

（例）聴理解は3語文レベルまで可能であるが可逆文の理解は難しい

刺激入力後の反応▶頻回な聞き返しや刺激を与えたあとの付帯動作は認められないか

（例）聴覚刺激のたびに聞き返しが認められるが、2度の刺激で理解可能である

語の属性▶親密性、心像性、品詞、意味カテゴリー等による差はないか

（例）単語レベルの理解力であるが、親密性、心像性が高い語の理解力しか残存していなかった

反応までの時間▶刺激を与えたあとの反応までどれくらいの時間を費やしたか

（例）聴刺激では即時反応であった

c 文字

> key word　音読（漢字・仮名・数字・非語）読解（漢字・仮名）自発書字（漢字・仮名・その他）模写（文字・図形・その他）などの読み方、書き順等

音読▶表記形態と語の属性による差はないか、非語と実在語で差はないか

（例）仮名単語の音読は可能であるが1文字になると形態的に類似した文字への錯読が著明であった

（例）漢字単語の音読は意味性錯読が頻回に認められた

読解▶聴理解との差はないか、表記形態との差、語の属性による差はないか

（例）仮名単語に比べ漢字単語の読解が正当率が高い、特徴として心像性の高い単語が理解されやすい傾向があった

（例）仮名単語は常に音読をしながら理解しようとされた。音読後は正答率が向上した

自発書字▶発話と自発書字の差、自発書字と書取りによる差はないか、表記形態、語の属性による差、非語と実在語による差はないか

（例）親密性の高い漢字単語は書字可能であった。仮名単語の書字では一字一字音読しながら書字されていた

（例）表記妥当性の高い単語は漢字、仮名とも書字可能であった。しかし仮名1文字の書字は音韻的に似通った文字に書き誤りが認められた

模写▶文字とそれ以外の図（二次元、三次元）との差はないか、文字であれば書順は保たれているか

（例）文字の模写では書き順も保たれており、二次元の図形も模写可能であったが、立方体の模写は拙劣であった

⑥ 認知機能・行動機能

> **key word** 失認（視覚・聴覚）失行（上肢・口腔顔面・観念運動等）構成障害、半側空間無視

失認▶視力、視野、聴力が保たれていることを前提に、特に視覚、聴覚に関する失認は認められないか

（例）視覚失認等も認められない

失行▶実施すべき行為の意味理解はされており、麻痺の影響で運動ができないということなしに、行為ができない、あるいは誤るか、失行があればどのタイプが考えられるか

（例）肢節運動失行が認められたが、観念運動失行、観念失行は認められなかった

構成障害▶二次元や三次元の図形模写課題や、積み木構成課題などで拙劣な結果となっていないか、誤りがある場合は左または右半球損傷の特徴が見られるか

（例）積み木を使用し三次元の構成課題を実施したが構成障害は認められなかった

半側空間無視▶図形の模写等の空間的構成課題で左側の無視傾向が認められないか

（例）著明な半側空間無視が認められた

以上、初回面接、スクリーニングの注目すべきポイントについてキーワードを用いて説明しました。

（4）対象者の鑑別診断

① 鑑別診断する際の対象と前提

　成人での言語障害の鑑別診断として代表的なものに失語症、認知症、運動障害性構音障害、発語失行、右半球損傷によるコミュニケーション障害があります。ここではその鑑別視点に関して説明します。その際、事前の注意点として、教育歴や生育歴に何かしらの問題があり言語機能が低下している対象者も存在することを念頭におき、鑑別診断を実施する前に調査しておく必要があります。

② 鑑別診断する際の基本的能力のイメージ

　*19のように、診断を試みる場合、基本的にはピラミッド状で考えると理解がしやすいと思います。コミュニケーション機能の階層は、言語機能の土台となる部分には認知機能が存在し、発音機能の土台となる部分には言語機能が存在しています。つまり、土台となる部分に問題があるとそれ以上の部分に影響を与え、何らかの問題を生じさせます。

③ 鑑別診断の具体的考え方

　まず例として構音障害、認知症、失語症の鑑別診断の際、注意すべき症状を基準にした大まか

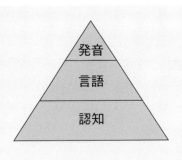

*19 基本的能力のピラミッド

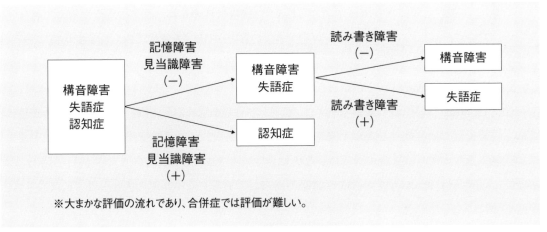

*20 鑑別診断の流れの例

な流れを＊20に示します。以下加えて臨床で、鑑別が難しいコミュニケーション障害の鑑別ポイントを述べます。なお、前項で説明した注目すべきポイントの具体的項目も記載しています。

a 失語症と運動障害性構音障害

運動障害性構音障害では声の異常である開鼻声、気息声を認め、加えて発声発語器官に異常を認めるため構音は歪み、プロソディーの低下が著明となります。また、嚥下障害が合併する割合が高く、さらに、言語障害は話し言葉に限局され言語理解、書字は保たれます。日常生活では、筆談や50音表が使用できます。しかし失語症では発声発語器官の運動障害、声の異常が認められません。また、言語全般の障害のため筆談や50音表使用は難しくなります。

注目すべき具体的項目：⑤言語・構音

b 失語症と認知症

失語症では、記憶や見当識、認知機能は保たれますが、認知症では発症の比較的初期から時間・空間の見当識障害、記憶障害、空間認知や構成機能の障害が現れる傾向があります。基本的には高度な機能から順に時間的な経過で症状が進行し、障害されていきます。言語症状は失語症では意味、統語、音韻の障害が認められ、その割合は、患者によってそれぞれ異なります。しかし、いずれも障害されます。一方、認知症でも言語症状は認められ、意味、統語、音韻障害は認めま

すが、障害の進行には順序性があり意味、統語、音韻の順に障害され進行します。また、認知症では絵の呼称が良好でも語想起が重度に障害されます。

さらに認知症では社会性も障害され、感情、意欲、人格の障害や変容が認められます。

注目すべき具体的項目：③社会適応能力と行動④精神機能⑥認知機能・行動機能

c 失語症と右半球損傷例

失語症では音韻、統語、意味に関する言語能力の障害を認めますが、右半球損傷例では言語の構成的な問題は保たれています。しかし現実的、状況に即した発話が困難となります。つまり推論による理解困難、主題や要点を把握し、表出することの困難、主題と無関係な情報の過多と情報効率の低下、会話の話題の維持困難が認められます。比喩に込められた言葉の真の理解ができない、相手のプロソディーに込められた意味が理解できないというのはよく臨床でみられる症状です。

注目すべき具体的項目：③社会適応能力と行動④精神機能

d 音韻性錯語と発語失行

発語失行では発話開始時の困難さやプロソディーの異常を認めるが、音韻性錯語では認めません。また、発語失行では置換する語音予測が可能な場合がありますが音韻性錯語では困難となります。また音韻の転置の誤りは発語失行では少ない傾向があります。さらに純粋な発語失行の場合は書字でコミュニケーションが可能で音韻性錯語の場合は、音韻のレベルでの誤りが書字に反映されます。

注目すべき具体的項目：⑤言語・構音

e 発語失行と運動障害性構音障害

運動障害性構音障害の誤りは、自動的、反射的、随意的な発話にかかわらず、構音の歪みに一貫性があります。また、誤り方はどのような音声に誤るのか予測可能で、やさしい構音動作から難しい構音動作で表出される音に誤るということはありません。しかし発語失行では、発声発語運動障害は認められず、音の誤りは非一貫性があり、誤った音が次回は正しく発声されることもあり、難しい構音動作からやさしい構音動作に誤る場合もあります。

発語失行では、構音が主な障害であり、構音障害は、呼吸、発声、共鳴、構音の障害を認めます。

注目すべき具体的項目：①感覚機能②運動機能⑤言語・構音

④ 鑑別診断を難しくする要因

a 障害の合併

基本的には障害は合併して起こる確率が高く、鑑別するためには症状のどの部分が重複しておりどの部分が単独で認められるのかを見分けて各障害を同定します。例えば、合併しやすい障害として構音障害と失語症、失語症と発語失行、失語症と軽度記憶障害や注意障害、認知症が進行しての失語様症状などがあげられます。

b 症状の類似

異なる障害が同じような症状を呈することがあります。例えば発語失行による構音の誤りと失語症

の音韻性錯語の誤り方、運動性失語と構音障害での発話の聞き取りにくさ、感覚性失語と認知症の多弁で病識が乏しい点、失語症と認知症の日付や住所を言い誤る点などです。このような場合は、障害の全体的な症状を判断基準にして鑑別します。

⑤ 鑑別する際のポイント

まずは、純粋な障害像をしっかり把握することが大切で、それが理解できると複数の障害が合併している症例でも鑑別可能となります。そして患者ができないこととできることを把握するように努めます。たびたび述べますが、できないことだけで判断すると見誤る可能性が高くなるので注意が必要です。

(5) 初回面接・スクリーニング場面の検討

面接やスクリーニングを実施する際には、事前にどの場面や場所で実施するかを検討する必要があります。

① 場面

行動を観察する方法としては、ある行動が生じる場面で意図的な統制を加えず、ありのままの行動を観察する自然観察法と環境条件を統制して観察をする実験的観察方法があります[*21]。例えば自然観察法の例としては、日々の食事場面を同じ場所で、同じ時刻に、いつもと変わらぬ方法で食事を摂取している場面を観察します。次に実験的観察方法は、例えば訓練室のある条件下で、観察者が統制した、例えば指定した自助具等を用いて食事をさせたりする場合です。実験的観察方法では条件を系統的に統制できるので、条件と行動の因果関係が調べやすいのが特長です。どちらを選択するかは事前に言語聴覚士がどのような情報を得たいのかによって決定します。

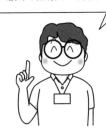

| *21　観察場面

② 観察形態

観察者が対象者と直接関わりあいながら観察する方法と隣の部屋からの観察や、他のセラピストが実施しているのを同室で観察する等、対象者と直接関わらない方法があります。どちらを選択するかは、患者の状態も考慮して検討します。しかしながら、多くの面接やスクリーニング場面では対象者と直接関わりあいながら進める場合が多いと思われます。さらに、検討す

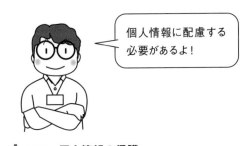

| *22　個人情報の保護

べきこととして観察は直接観察するかDVDや写真、音声録音などの記録媒体を用いて記録し、実際の面接やスクリーニング後、後で観察するか否かがあります。記録に残すと繰り返し再生が可能と

なり、観察の信頼性も高くなりますが、近年、個人情報の問題もあるので、その点を考慮した対応が必要となります[*22]。

3 対象者の初回面接・スクリーニング検査の問題点

初回面接時やスクリーニング用に提案されている検査があります。例えば認知症検査ではHDS-R、MMSEなどは代表的なものです。そのような検査ではカットオフ値が設定されています。それは、ある特定の機能障害の有無を判断する基準となります。もちろん、前提として特定の機能障害に対応するスクリーニング検査を実施し、分析する必要があります。よく誤った使用方法として、事前に失語症が認められるとわかっている患者に、症状が軽いからという理由でHDS-RやMMSEを実施する若い言語聴覚士がいます。それは明らかに間違いです[*23, 24]。HDS-RやMMSEで満点を取れれば、特に問題はないかと思いますが、もし患者が誤った場合は、その原因が、精神機能低下等によるものか、失語症の影響によるものか判断が難しいからです。また合併症がある場合は判断は慎重にする必要があります。また、カットオフ値は、個人の成績が正常か異常かを判断することはできますが、機能障害の程度を評価することはできません。その点で限界があることを知っておく必要があります。実際の臨床場面では、面接で得られた情報をもとに感度に優れたスクリーニング検査を選択し、信頼性、妥当性のある標準的な検査に移行する必要があります。

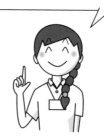

スクリーニング検査実施前に、特定の障害の情報があれば、それに応じたスクリーニング検査の選択が大切！！

*23　適切なスクリーニング検査

*24　**失語症に合併しやすい症状**（山鳥重、1985より引用、一部改変）

1. 言語表出過程（話す・書く）に関連する合併症状
・運動障害性構音障害　・失構音　・反響言語　・同語反復　・プロソディー障害 ・吃音　・音読障害　・失書　・構成障害　・前頭葉症状群　ほか
2. 聴覚的言語理解過程（聴く）に関連する合併症状
・聴覚失認（純粋語聾，環境音失認，感覚性失音楽）　・皮質聾　・幻聴　ほか
3. 視覚的言語理解過程（読む）に関連する合併症状
・視野障害　・一側性無視　・失読　・幻視　・視覚失認（物体失認，色彩失認，相貌失認，同時失認など）　・地誌的失見当，記憶障害　・バリント症状群　ほか
4. 合併しやすい行動障害
・運動麻痺　・感覚障害　・幻覚　・妄想　・てんかん　・意識障害　・感情障害 ・発動性低下　・性格変化　・失認（病態失認，身体失認，左右失認ほか） ・失行（観念運動失行，観念失行，着衣失行ほか）　・破局反応　ほか
5. 合併しやすい知的機能障害
・知能低下　・思考，判断力低下　・認知症　・記憶障害（健忘症）　・学習障害 ・計算障害（失算）　・抽象化（概念化）能力障害　ほか

● 2. 面接の項目と技法

ここでは、基本的な面接の態度を中心に述べます。対象者は障害の特徴上、ほとんどの場合、言語聴覚士より年齢の高い方が多いと推測されます。常に尊敬の念を忘れぬように注意します。

1 一般的な面接態度の基本

1 やわらかな雰囲気をつくる

面接ではゆったりと構えやわらかな雰囲気を作りましょう。たとえ沈黙の時間があっても急がせないことが患者の受け入れに繋がります。

2 礼儀と節度を持つ

臨床家と患者さんの間の適切な距離を保つために、馴れなれしい態度はさけ、礼儀と節度を保ち接する必要があります。

3 ありのままの状態を受け入れる

患者の立場を尊重することで、障害を持ったままでも受け入れてくれるという安心感に繋がり、しいては信頼にも繋がります。

4 役立とうとしているという態度を示す

その気持ちが通じれば、後の検査や訓練に対する協力も得やすくなります。

5 面接の目的を説明する

何のために面接が必要なのか、本人、家族に説明する必要があります。説明する内容は面接者は誰で何の仕事をしているか、面接の目的、得られた情報が何に使われるのか、誰に知らされるのか等です。

2 一般的に面接の質問で気をつけること

1 質問の前提

面接者の質問のねらい、その質問からわかる範囲、患者が質問に答えるのに最低限必要な能力は何かを面接者自身が知っておく必要があります。そして評価内容は次に何に結びつくのかを理解しておく必要があります。

2 質問の種類

情報収集での質問は、患者の話や反応を誘発するための幅広い聴き方での質問、特定の事項について明確にきく質問、特定の反応をねらった検査の色彩がこい質問に分類されます[*25]。

▌*25　質問の種類
①幅広い聞き方の質問 ②特定の事項を聞く質問 ③検査色の濃い質問

第3章　対象者観察の方法　45

③ 質問の注意点

質問の注意点に関して、下記に解説します[26]。

> **＊26　質問時の注意点**
>
> ①常に「はい、いいえ」で答える質問はしない
> ②わかりやすい質問をする
> ③価値判断をともなった質問はしない
> ④質問の繋がりを意識しスムーズに移行させる
> ⑤質問の順序は相手の不安を考慮し調整する

ⓐ 常に「はい、いいえ」で答える質問はしない

いつも「はい、いいえ」の答えですむ質問は話題の広がりが少なく、情報が得られにくいのでなるべく避けましょう。例えば「あなたは病気をしましたか?」という問いかけでは、対象者は「はい、いいえ」で答えてしまいがちです。しかし、質問の仕方を「あなたは何の病気をしましたか?」と変えると、対象者は「はい、いいえ」のみでは答えられなくなります。

ⓑ わかりやすい質問をする

目的とする情報をもらうにはわかりやすい質問が必要です。以下の4点に気をつけてください。

#特定のことを質問する場合には質問の目的、要点を面接者は明確にしておく。

#専門用語は可能な限り使用せず日常のことばで質問する。

#患者の年齢に合わせて表現を変える。

#質問の内容をわかりにくくしないようにするため途中で何回も質問を変えない。

ⓒ 価値判断をともなった質問はしない

価値判断を前提とした質問は「はい・いいえ」の返事を誘発しがちであるので中立的な立場で質問をします。たとえば「子供が吃った時に、言い直させたりしなかったでしょうね?」といった質問では「はい、いいえ」の答えになってしまう。その際には「子供が吃った時に、どうしましたか?」といった問いかけにします。

ⓓ 質問の繋がりを意識しスムーズに移行させる

質問の流れを意識し、前の質問と次の質問がとつぜんかけ離れないように注意します。もしかけ離れるのであれば、短く前置きを入れ、次の話題がどの方向へ進むか理解させます。

ⓔ 質問の順序は相手の不安を考慮し調整する

対象者が他人に知られたくないことを聞かれ、不安が強くなりかねない場合は、面接者は不安を考慮して質問の順序を調整する必要があります。

3 家族、対象者からの質問の対応方法

家族や対象者からの質問に対して答える際の基本的な対応方法に関して解説します。まず、面接者の権限の範囲で答えられるものは可能な限りささいなことでも答える姿勢が大切です。次に、他の部署に関するものや権限の範囲以外のことであれば、該当する部署に質問事項を回すか、その部署で尋ねてもらうように手続きします。時には、対象者や家族から質問の形ではありますが、質

問内容よりも背後にある感情的な問題が主だと思われるような質問をされる場合もあります。この場合は相手の感情を認めることで対処できる範囲ならば受け入れます。場合によっては聞き置いて他の話題に変えるなどで対応します[*27]。

また、初回面接やスクリーニングが終了した時点で、もし何らかのコミュニケーション障害が明らかになった場合は、現時点においても、対象者を取り巻く人々はコミュニケーションの手段に関して困惑されている可能性も高いことが予測され、コミュニケーションの成立の方法に関する質問をされる場合もあります。その際、可能であれば、当面どのような方法でコミュニケーションをとればよいのかを指導します。

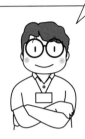

[*27] 家族からの質問対応

面接者の権限で答えられるものは答える姿勢が大切！　他の部署に関するものは該当する部署に質問事項の返答をお願いしよう！　勝手に答えないこと！

第4章

対象者の検査

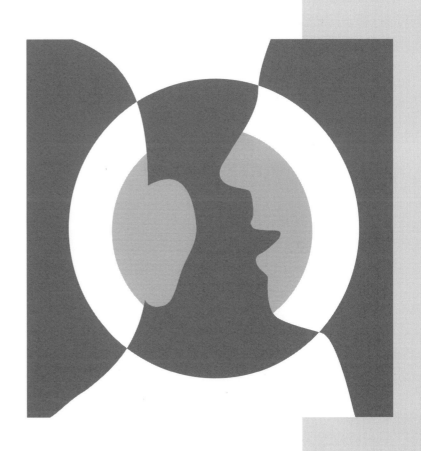

コミュニケーション障害の有無が確定され、その症状をもたらす原因の障害が判別されたら、次は、その障害の細かな状態を包括的に知るために各モダリティーを網羅した総合的な検査を実施します。総合的な検査では、例えば失語症を例にとると、言語機能を言語モダリティーと言語単位別に幅広く精査し、類似障害との鑑別や失語症のタイプ、重症度、症状の特徴を把握することができます[*1]。また症状の時間的変化を知ることにも利用することができ、その変化を表す検査結果により訓練内容を検討することになります。総合的な検査は、ほとんどの検査が実施完了までに時間を要するので、基本的には対象者が全身状態が安定し、訓練室に来室できるようになってから実施することが望ましいと考えます。

[*1]　総合（的）検査の特徴（失語症検査を例に）
①類似障害との鑑別 ②失語症のタイプ ③重症度や症状特徴の把握 ④症状の時間的経過

　言語聴覚士が実施する検査は、発声発語器官の機能、発話および構音、言語、高次脳機能、コミュニケーション能力、摂食嚥下機能、感覚機能、発達状態、その他様々な領域に関して実施されます[*2]。感覚の領域では、主に、聴覚障害の有無、重症度を調べるための様々な聴力検査が主ですが、成人の領域では視力、視野などの視覚障害をスクリーニングする機会も多々あります。また、発声発語器官の機能では、構音に関する各器官の形態と運動を調べる検査を実施します。あわせて呼気が鼻腔に漏れていないか軟口蓋の形態と動きを掌る鼻咽腔閉鎖機能も検査します。

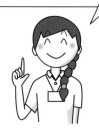
言語聴覚士が実施する検査は、発声発語器官、発話および構音、言語、高次脳機能、コミュニケーション能力、嚥下機能、感覚機能等、かなりの量があるよ！

[*2]　様々な検査領域

そのほかに発声発語に関わる検査としては、発声能力や声の質を精査する音声検査、随意的な呼吸量や呼吸の運動能力を精査する呼吸機能検査などがあります。次に、発話および構音の領域では、言語音が正確に構音されているか、また誤っていたとすれば、どのように誤っているのかを精査する構音検査や、発話によって相手にどれくらい発話者の意味が伝わるかを測る発話明瞭度検査、さらには吃音の発話症状の種類と頻度、重症度を精査する吃音検査があります。言語の領域では失語症患者の言語能力の状態を「聴覚的理解、発話、読解、書字」のそれぞれの視点から、どの程度障害されたか、また、どの程度機能が残存しているのかを精査する失語症検査を実施します。高次脳機能の領域では、例えば視覚経路であれば図形、空間性の認知、相貌、色彩認知等を精査する高次視知覚検査等を実施します。また運動障害が認められない、またはごく軽度にもかかわらず、いったん獲得した社会習慣的行為、例えば敬礼や人を呼ぶ時に行う"おいで、おいで"などの動作や物品の使用、さらには封筒、便箋、切手などの複数の物品を用いて、郵便物をポストに投函する状態まで完成させる等の意図的な系列的行為を精査する障害を精査する高次動作性検査を実施します[*3]。

＊3　検査のまとめ

1. 意識障害
   - GCS；Glasgow Coma Scale
   - Japan Coma Scale（3-3-9度方式）
2. 知的機能に関する検査
   - 長谷川式簡易知能評価スケール―改訂版（HDS-R）
   - MMSE；Mini-Mental State Examination
   - WAIS-R（原書WAIS-Ⅲ完成），WISC-Ⅲ；ウェクスラー成人（児童）知能検査
   - カラー版RCPM；Raven's Colored Progressive Matrices
   - コース立方体組み合わせ検査；Kohs' block design test
3. 記憶機能に関する検査
   - 三宅式記銘検査（対連合学習）
   - Benton視覚記銘検査
   - Rey-Osterrieth Complex Figure Test
   - WMS-R（原書WMS-Ⅲ完成）；ウェクスラー記憶スケール（改訂版）日本版
   - RMBT；Rivermead Behavioral Memory Test
4. 言語機能に関する検査
   - Token Test
   - SLTA；日本語標準失語症検査
   - WAB失語症検査（日本語版）；Western Aphasia Battery
   - CADL；日常コミュニケーション能力検査
5. 行為に関する検査
   - 標準高次動作性検査
6. 知覚に関する検査
   - 標準高次視知覚検査（VPTA；visual perception test for agnosia）
   - 行動無視検査（日本版）（BIT；Behavioral Inattention Test）
7. 前頭葉機能の検査
   - WCST；Wisconsin card sorting test
   - かなひろいテスト
   - Stroop Test

次に、コミュニケーションの領域では生活場面で使用可能な能力の測定が可能な検査を実施します。多くの場合、ADLに即している検査項目で構成されています。次に摂食嚥下障害の領域では、食事摂取に関する能力を精査します。ちなみに食物を咀嚼する機能、飲み込む機能に関して、また併せて、食べ物の認知する機能、食べ物を口腔内まで摂り込む動作に関しても精査します。

最後に、いずれの検査を実施するにしても重要なことがあります。それは、対象者、家族にまず説明し同意を得る、いわゆるインフォームドコンセントを実施することです。説明する内容は、①どのような内容の検査か、②その検査が必要な理由、③不利益があるとすればどのような不利益か等である。また、検査結果は必ず、対象者や家族に納得していただくまで説明し、現在の問題点とその対処方法についてわかりやすく説明し、治療方針に関しても同意を得

＊4　インフォームドコンセントの内容

①どのような内容の検査
②検査の必要な理由
③不利益

第4章　対象者の検査　**51**

る必要があります[*4]。

　ここでは、主に成人で実施する検査を言語検査（総合（的）検査と掘り下げ検査）、知能検査、その他の検査に分けて説明します。

● 1. 言語検査

1 総合（的）検査

（1）標準失語症検査（SLTA）

　我が国では最も広く知られた総合的失語症検査です。日本失語症学会によって作成され、臨床現場ではSLTA（Standard Language Test of Aphasia）と呼ばれています。内容は「聴く」「話す」「読む」「書く」の各言語モダリティー別に分けられており、それぞれのモダリティーに関わる複数の下位検査で構成されており、それに「計算」のパートが加わる5領域での内容となっています。評価方法は下位検査のほとんどが6段階で評価され、正答は段階6と5、誤答は段階4以下となっています。なお検査課題は、聴理解であれば単語から複雑文課題へといった難易度順に構成され、また検査刺激には、各モダリティー間で同じ課題が使用されており、各モダリティー間の比較検討ができるようになっています。標準失語症検査では不正答が連続して一定数を超えた場合は、下位検査内の残りの項目は実施しないよう、また下位検査全体の中止基準も定められており、対象者の負担が考慮されています。しかしながら、対象者の能力を詳細に評価したい時には、中止基準は採用しなくてもよく、これらの対応は、検査者に判断を任せられています[*5,6]。

（2）WAB失語症検査日本語版

　WAB失語症検査日本語版（The Western Aphasia Battery Japanese Version）はもともと英語の原版をWAB失語症検査作成委員会が翻訳し標準化した検査です。内容は、「Ⅰ.自発話」「Ⅱ.話し言葉の理解」「Ⅲ.復唱」「Ⅳ.呼称」「Ⅴ.読み」「Ⅵ.書字」「Ⅶ.行為」「Ⅷ.構成」の各パートから構成されています。英語版と異なるのは、日本語版では仮名と漢字の問題が加えられている点です。WAB失語症検査の特徴は、対象者の自発話に関しても「情報の内容」や「流暢性」という項目として、評価対象となり得点化されます。また音読の下位項目は設定されていません。失語症者の検査結果に関して指数が計算できるようになっており、定期的に経時的な得点変化を比較する際には容易になっています。また検査得点から失語症のタイプを分類でき、言語機能のみならず、各失行や視空間知覚に関する評価課題、非言語性の知能検査も含まれています。WAB失語症検査の得点方法は、SLTAでは正答のみが得点化されるが、WAB失語症検査の一部の下位検査では、誤答であってもその程度に応じて部分得点が与えられるようになっています[*7]。

*5 失語症で用いる検査

分類	検査内容・項目
スクリーニング検査	スクリーニング検査
総合的失語症検査	標準失語症検査（SLTA） 失語症鑑別診断検査 WAB失語症検査
掘り下げ検査	実用コミュニケーション能力検査（CADL検査） 重度失語症検査 トークンテスト 語彙検査 言語把持力検査 語音の異同弁別検査 復唱検査 100単語呼称検査 仮名－漢字検査 失語症構文検査 単語のモーラ抽出能力検査 単語のモーラ分析検査

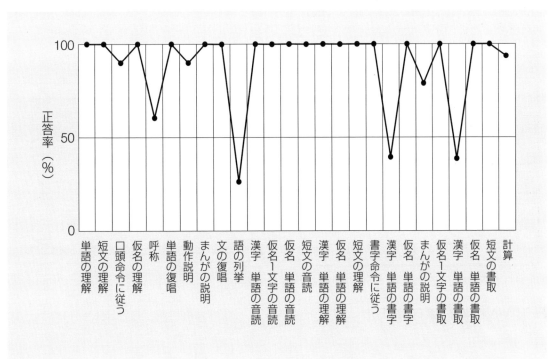

*6 SLTA

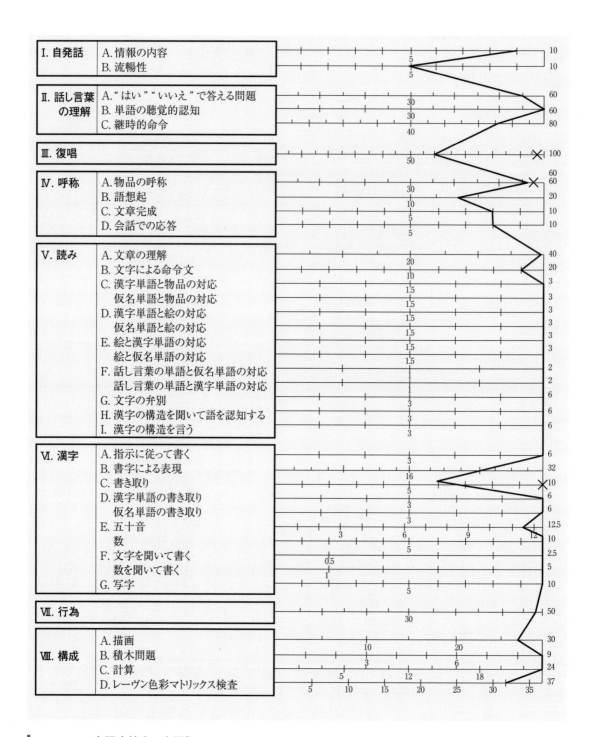

*7 WAB失語症検査日本語版

（3）老研版失語症鑑別診断検査

　老研版失語症鑑別診断検査はSchuellによって開発されたMinnesota失語症鑑別診断検査を基に、日本語や日本文化を考慮して課題を加え、2000年に2度目の改訂がなされ作成された検査です。内容は、「聴く過程」「読む過程」「話す過程」「書く過程」「数と計算」の5つの領域から構成され、それぞれ複数の下位検査を持っています。基本的にはSLTAに類似しているが、SLTAに加えて、「物語の理解」「聴覚的把持」「系列語」等の課題が加わっています。なお、得点化はされないが、オーラルディアドコキネシス、1〜2モーラー語の復唱が含まれています。改訂され、検査結果のまとめとして、重症度評価に必要な9つの検査の素点に基づいた重症度尺度や、新たなサンプルに基づいたプロフィールのまとめ等が導入されました。なお、得点の方法は一部の下位検査を除き、各項目ごとに正答1点、誤答0点を与えるようになっており、その合計得点から重症度尺度項目得点（100点満点）が算出され、対象者の重症度を最重度、重度、中等度、軽度のいずれかに分類することができるようになっています。

2　掘り下げ検査

（1）SALA失語症検査

　SALA失語症検査（Sophia Analysis of Language in Aphasia）は、認知神経心理学的な考え方に基づいて作成された検査で、日本語の特性を考慮して作成した包括的失語症評価法です。英国のDavid Haward氏らと共に、上智大学の国際共同研究プロジェクトが開発を進め作成され、内容は各言語モダリティーを評価する40の下位テストから構成され、聴覚的理解・視覚的理解・産生・復唱・音読・書き取りすべてが、単語の親密度や心像性などの言語心理学的な側面から検討できるように作られています。なお、文の理解・産生や助数詞のテストも含まれており、この検査を実施することにより対象者の言語処理能力のレベルの全体像を明らかにして有効な訓練プログラムの立案に有効な情報を得ることができます。ただし使用にあたっては総合的な検査とは異なり、決められた順に項目ごとに検査を実施するのではなく、言語聴覚士が自身の立てた障害の仮説により、実施する検査項目を選択して実施することになるので、言語聴覚士の失語症に関する知識の真価が問われることになります。

（2）失語症構文検査

　失語症者の構文能力を評価するために藤田らによって開発されました。現在は改定され試案ⅡAが使用されていますが、近々さらなる改訂版が公表される予定です。失語症構文検査の内容は、失語症者の構文能力を理解面、表出面に関して評価し、理解面は聴覚的理解と読解の課題で、どのようなストラテジーによって文を処理できるかを段階的に評価します。その際、失語症者の構文理解力は低次のレベルから意味ストラテジー、語順ストラテジー、助詞ストラテジーという順で階層性があるという前提で考えられています。産生面も文生成に関係する要因に関して、どのような統語、意味構造の文が処理可能かを評価します。課題も理解面と同様に失語症患者では名詞の意味可逆性、

意味格の数、文頭の名詞句の意味格、補文の有無、助詞の種類によって産生力に階層性があるという前提で考えられています。

(3) 失語症語彙検査

失語症語彙検査は認知神経心理学の理論に基づき、音声言語医学会の言語委員会失語症小委員会で作成されました。基本的にはSALAと同様に単語の言語情報処理モデルが仮定され、言語処理メカニズムのそれぞれの段階の機能を測定する課題で構成されており、その成績の結果から対象者の障害構造を特定し有効な訓練計画提案に寄与するように考えられています。課題の内容は、語彙判断検査、名詞・動詞検査、類義語判断検査、意味カテゴリー別名詞検査から構成され、心像性、頻度、親密度、品詞、意味カテゴリーによる成績の差を把握することが可能です。なお、失語症語彙検査では4つの下位検査が用意されていますが、SALA同様に必ずしもすべての下位検査を実施するものではなく、対象者の症状によって必要であると判断した項目だけ選択して実施します[*8]。

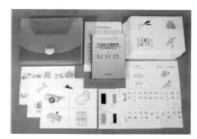

*8 失語症語彙検査

(4) トークン検査

トークン検査はDe RenziとVignolo (1962) によって開発され、その後本検査は各国に翻訳され様々な国で使用されています。いくつかの短縮版、改訂版も発表され、わが国では39の項目から構成される短縮版を翻訳したものが広く使用されています。内容は聴覚的理解障害の性質と重症度を精査するものであり、特に軽度の聴理解障害を検出するのに適しており、検査では、丸と四角の2種類の形と大小の2種類の大きさ、5種類の色を組み合わせた20枚のトークンを使用します。方法は対象者に聴覚刺激を与え、対象者はその刺激に応じるようにトークンをポインティングしたり動かしたりします。なお段階的に刺激は長くなり、より複雑な文法的要素が問題文に加わっていき、採点は、各項目毎に正当1点、誤答0点を与えます。

(5) 標準失語症検査補助テスト

標準失語症検査補助テストは、SLTAの下位検査だけでは補えない詳細な症状を把握する目的で、日本失語症学会 (1999) が開発し、検査内容は「発声・発語器官および構音の検査」「はい－いいえ応答」「金額の計算および時間」「まんがの説明」「長文の理解」「呼称」の6つの下位検査から構成されています。そのなかで、「まんがの説明」と「長文の理解」は軽度の失語症者の問題点を抽出することを目的としています。また「呼称」では80の項目が用意され、SLTAの課題と合わせると、合計100語となるよう構成されています。日常生活に近い課題として「金額の計算および時間」の課題も含まれており、社会適応を検討する一助ともなります。なお、下位検査はセットですべてを実施するというわけではなく、対象者の状況に応じて言語聴覚士が選択したもののみを実施することが想定されています。

(6) 重度失語症検査

　従来の失語症検査では、正反応がほとんど得られないような重度の失語症者を対象としており、重度の失語症者のコミュニケーションに関する残存能力を言語、非言語の領域で調べ、訓練の手がかりを得ることを目的としています。他の検査と異なるのは、対象者の障害されている部分を調べるための検査ではない点です。検査内容は、導入部と3つのpartで構成されており、まず導入部では挨拶や簡単な質問等の内容、次にpart1では非言語的基礎課題で、コミュニケーションに影響を及ぼす非言語的課題、part2では、非言語的課題としてジェスチャーなどの非言語の意味理解力、part3では言語課題として、従来の失語症検査と比較して、難易度をかなり低くした課題で構成されています[9]。

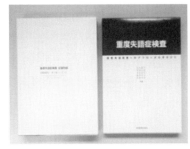

*9　重度失語症検査

(7) 実用コミュニケーション能力検査

　実用コミュニケーション能力検査 (Communicative Abilities in Daily Living)は、従来の失語症検査である言語学的視点にたった検査課題では構成されておらず、場面、状況などの文脈的情報や非言語的コミュニケーション手段の能力も含めた総合的なコミュニケーション能力の評価に重点が置かれています。課題内容は日常生活を営むうえで、よく遭遇するであろうと予測される場面を想定し、それを反映させた34種類の課題から構成されています。対象者は検査者を相手にして、実物や模型を使用したロールプレイを実施し、その反応で評価します。採点では従来の失語症検査とは異なり、多少の誤りがあったとしても、非言語反応を中心としたコミュニケーションツール（身振り、指差し、表情、描画など）を駆使して、相手に内容が伝達できれば一定の得点が与えられるようになっており、5段階で評定します[10]。

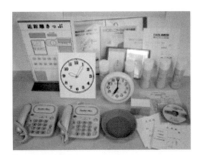

*10　実用コミュニケーション能力検査

第4章　対象者の検査

2. 知能検査

1 知能の検査

(1) 日本版WAIS-R成人知能検査

日本版WAIS-R成人知能検査(Wechsler Adult Intelligence Scale)は、世界中で最も実施されているWechsler成人知能検査を品川ら(1990)が翻訳し標準化したものです。WAIS-Rは言語検査である「知識」「数唱」「単語」「算数」「理解」「類似」の下位検査と、動作性検査である「絵画完成」「絵画配列」「積み木問題」「組み合わせ」「符号」の下位検査、以上11の下位検査から構成されています。複数の下位検査で構成されているので、知能を多面的に測定でき、評価方法は、その合計から言語性知能指数、動作性知能指数、それを合わせた全知能指数を算出します。WAIS-Rは項目数が多く終了するまでにかなりの時間を要するため、一部の下位検査だけで構成されたWAIS-R短縮版も考案されています[*11]。

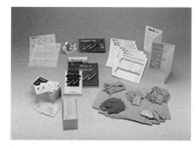

*11 日本版WAIS-R成人知能検査

(2) コース立方体組み合わせ検査

コース立方体組み合わせ検査は、Kohsにより開発されました。日本では大脇(1996)により標準化され、実施方法は4個から16個までの彩色された立方体の積み木の見本と同様の模様となるように作成させます。その際、できるだけ早く完成させるように教示し、完成するまでの時間を計測します。評価点はその正当までに要した時間によって得点が振り分けられており、Kohs IQという指数に換算されます。しかしながら、各年齢別得点といった年齢の要素は考慮されていません。本検査は刺激反応とともに言語を用いないためによく失語症者に実施されており、また短時間で実施可能であり、対象者に対して負荷が少ないという特徴があります。しかしな

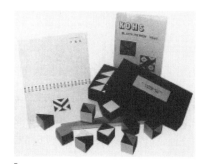

*12 コース立方体組み合わせ検査

がら、積み木の構成だけでIQを測定するため、そのIQが多面的な知能を測定していないという点は考慮しておく必要があります[*12]。

(3) レーヴン色彩マトリックス検査

レーヴン色彩マトリックス検査は、Ravenによって開発されました。日本では杉下と山崎(1993)により標準化され、実施方法は、対象者に図版を提示し、用紙の上部に示された模様・図形のパターンから推理して、その空欄に該当する最も適切であろうと判断した模様・図形を下部の6つの選択肢の中から選択するという方法です。問題数は36課題あり、難易度は容易な課題から難しい課題となっており順に進めていきます。採点方法は、正当した課題に各1点の得点が与えられ、満点は36

点となります。本検査もコース立方体組み合わせ検査と同様に刺激・反応ともに言語を用いないために失語症者に実施されることが多い検査です。なお、この検査も短時間で実施可能であるが、知能の多面的な側面を捉えることは難しいという特徴があります[*13]。

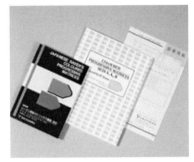

[*13] レーヴン色彩マトリックス検査

3. その他の検査

1 失認の検査

(1) 標準高次視知覚検査

　標準高次視知覚検査（Visual Perception Test for Agnosia）は認知障害の包括的な検査で、より基本的な視覚機能を測定する「視知覚の基本機能」から始まり物体、相貌、色彩、それぞれの失認に対応している内容の「物体・画像認知」「相貌認知」「色彩認知」、純粋失読に対応している「シンボル認知」、半側空間無視に対応している「視空間の認知と操作」、地誌的失見当識や地誌的記憶障害に対応している「地誌的見当識」の7つのパートから構成されており、かなり多くの検査項目から構成されています。基本的にはすべてを実施するのではなく、疑われる認知障害に関する項目のみを実施するほうが望ましいと考えます。評価法は、ほとんどの項目が、素早い正反応が0点、遅延した正反応または軽度の誤反応が1点、誤反応が2点と点数化され、成績集計表にまとめられます[*14, 15]。

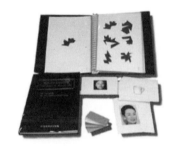

[*14] 標準高次視知覚検査

(2) BIT行動性無視検査日本版

　BIT行動無視検査（Behavioural Inattention Test）は、1987年にイギリスのWilsonによって開発され、日本では、BIT日本版作成委員会より1999年に翻訳、標準化された検査です。日本版は、日本人高齢者に適用可能なように作成されています。検査の内容は、半側空間無視の検査である抹消課題、模写、描画課題、線分二等分課題からなる6つの「通常検査」と、9つの日常生活場面を模した「行動検査」で構成されています。この検査によって日常生活や訓練場面における半側空間無視の発現の予測や訓練方法の選択を得ることができるとされています。

(3) 線分二等分線検査

　標準化されていませんが、臨床の場面では頻繁に実施されている半側空間無視の検査です。実施方法は、1枚の紙に1本の直線を描いておき、その中心と思われる位置に印をつけてもらう方法

*15　失認の検査（重野幸次, 1980より引用, 一部改変）

類　型		検　査　法
視覚対象失認	物体失認	日常物品を呼称させる。物品の使用法を口頭またはジェスチャーで説明させる。検者の指示した物品を指さしさせる。
	相貌失認	顔貌のみで家族や友人の判別ができるか。写真を見せてだれか指摘させる。
	同時失認	連続画（マンガ）や情景画や錯綜図を見せ，絵の大意を説明させる。
	色彩失認	色名の呼称。指示した色カードのポインティング。色カードの分類。
	純粋失読	文字の弁別（漢字・仮名・数字）。文字カードと絵カードのマッチング。指示した文字のポインティング。自分の書いた文字を読む。写字。
視空間失認	半側空間無視	行動観察（歩行時身体の一側をぶつけるか，食事や会話中一側の対象に無関心を示さないか）。図や絵の模写。線分抹消検査。線分二等分検査。
	地誌的失見当・記憶障害	通りなれた道に迷ったり，病室がわからなくなったりすることがないか。自宅や勤務地の地図を描けるか。地図に出身地や主要都市の所在を記入できるか。
	バリント症状群	新聞・本をとばすことなく読めるか。眼前の物品を正しくつかむことができるか。
聴覚失認	環境音失認	テープに録った環境音（例：電話の音，雨の音，動物の鳴き声ほか）を聞かせて何の音かを言わせる，あるいは対応する文字カード，絵カードを指さしさせる。
	失音楽	なじみのある曲をそれと指摘できるか（曲名・歌詞とマッチング）。
	語聾	無選択に抽出した五十音を復唱できるか。語音聴力検査。
触覚失認		閉眼状態で患者の手の上になじみのある物品をのせ，何であるか指摘させる，あるいは同一の物品とマッチングさせる。健患側で調べる。
身体図式障害	半側身体失認	動作・行為の観察（自分の一側半身に無関心はないか）。
	身体部位失認	身体部位の名称を言わせる。指示した身体部位をポインティングさせる。
	手指・左右失認	指示した5指と左右の名称を言わせる。指示した5指，および左右をポインティングさせる（自己および検者の）。
病態失認		行動の観察（自分の障害に気づかない，他人ごとのように無視する，無関心を装う，病態を否認する）。 ※片麻痺，知覚障害，皮質聾，皮質盲の病態を否認することがある。

で実施します。極めて簡単で、実施時間も数分もかからずに実施可能な検査で、用紙は、被験者の正中正面に置いて実施します。

（4）線分抹消検査

　この検査も標準化されていませんが、線分抹消検査では多数の線分がランダムな位置と方向に配された長方形のテスト用紙を使用します。それを被験者の正中正面に置き、各線分に対して鉛筆で交差するように線をひくことで線を抹消していき、その経過時間と成功率によって評価します。

（5）花模写検査

　標準化されていません。基本的にはA4サイズに書かれた花の絵を、被験者の正中正面に置かれたA4サイズの白紙に模写させる課題で、花の絵は地面があり両側に草を配置した花びらのある花の絵がよく用いられます。点数はありませんが、継続的に同じ絵を描かせることで、見落としの状況の変化を観察できます。

2 失行の検査

(1) 標準動作性検査

標準高次動作性検査 (Stadard Praxis Test for Apraxia) は、日本失語症学会が開発し標準化した検査で、検査課題は ①行為を行う身体部位の別　②行為の意味性の有無　③物品使用の有無　④行為の方向　⑤行為が単一的か系列的か　⑥それらにより13のパートに分かれています。被験者の反応は、基本的に9種類に分類され、「誤り得点」「反応分類」「失語症と麻痺の影響」の観点から評価され、「誤り得点」は正反応が0点、完了できなかった場合が2点で、課題が完了したがその過程で異常があった場合に1点が与えられます[*16]。

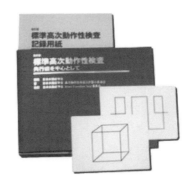

*16　標準高次動作性検査

3 記憶の検査

(1) 日本版ウェクスラー記憶検査

日本版ウェクスラー記憶検査は杉下ら (2001) によって翻訳、標準化されました。検査項目は、情報と見当識、知的制御、図形の即時記憶、物語の再生、図形の再生等、全部で13の下位検査から構成されています。それぞれの下位検査の素点は加算され、その数値から言語性記憶と視覚性記憶の各指標が得られるようになっています。

(2) リバミード行動記憶検査

リバミード行動記憶検査 (Rivermead Behavioral Memory Test) はイギリスのWilsonらによって開発され、綿森ら (2002) によって翻訳、標準化されました。内容は見当識や物語の再生といった慣例的な記憶課題と手紙をもって道順を覚える等の実生活に近い課題が組み合わされています。

(3) 三宅式記銘力検査

三宅ら (1923) により開発された言語性記憶検査です。内容はタバコとマッチのように意味的に関係がある対語と関係のない対語をそれぞれ10対聞かせて、検査者がその直後に対語の片方を言い、それに対になっている語を答えてもらいます。評価は、それぞれの課題で同じことを3回繰り返し、その学習状況をみて、どれだけの数、記憶しているかその数をもって評価します。

（4）ベントン視覚記銘検査

Bentonにより開発された検査で、日本では高橋（1995）によって翻訳されています。内容は、10枚1組の図版を使用し、その図版を1枚ずつ提示し被検者にはそれを覚えてもらい、一定時間後に図版を隠し、被検者は与えられた白紙に覚えた図を描いてもらい、それを10枚続けます。得点はそれぞれの図版ごとに「正確数」と「誤数」をカウントして点数化されます。

第5章
対象者の記録

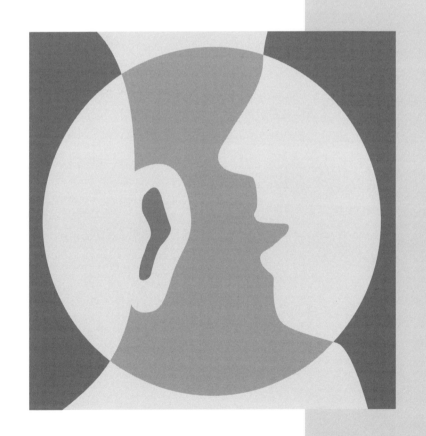

1. 観察レポートの書き方

1 記録時の基本的重要ポイント

　報告書の言語所見の記述で最も基本的な点は、客観的データに基づき、臨床場面では他職種も読む機会が多いので、言語聴覚士しか理解できないような専門用語の多用は避け、報告を受ける側が情報を共有できるように作成することです。その場に居合わせなかった人に対しても、どのような症状を呈していたかということを客観的かつ明確に伝達することは、臨床の場面でも常に要求されます。記載内容に関しては、障害されている機能だけを記述するのではなく、保たれている機能についても記述します。基本的には、症状を記載する場合は可能であれば検査成績の説明も簡潔に記述し、検査結果のグラフなどを添付します[1]。報告書の種類は検査結果報告書、訓練経過報告書があり、学生であれば、観察所見報告書、日報、症例報告書等の提出を求められる場合が多いと推測します[2]。特に検査結果報告書はその内容が障害によって異なりますので、様々な書式が存在します。例として観察所見報告書と構音検査報告書の記述の方法例を＊3、＊4に示します。観察事項の記載のポイントとして、観察事項の記載と観察事項から考察したことは可能であれば分ける方が望ましいと考えます。たとえば、呼称検査で「みかん」のことを／ミタン／と発話したとします。その際、仮に失構音ではなく音韻性錯語だと判断しても、記載で「呼称検査で「みかん」に対して／ミタン／という音韻性錯語が認められた」と記載してはいけません。この時には「呼称検査において「みかん」に対して／ミタン／という発話が認められた」という発話された事実のみを記載します。そして、この誤りに関しては考察で誤りの反応が音韻性錯語であるという根拠を記載します。また、専門用語を使用するときもその根拠を示すようにし、専門用語を使用し根拠を示さないのは、記述方法としては好ましくありません。評価自体に誤りのある可能性が高い場合、事実に反する報告になってしまうおそれがあります。具体的には、単に「失構音が認められた。」だけの記述では失構音と判断した根拠が示されていません。もしかすれば、音韻性錯語である可能性もあります。失構音は症状群であって、この症状群を構成している症状が発生していた事実を示す必要があります。また、報告書を書くときの基本的な書き方のポイントは1文は長くても2～3行以内にすること、また例として「少なくない」という表現のような情緒的な表現と曖昧な表現は避けることが望ましいと考えます。＊5に報告書作成の上の基本的な注意点をまとめました。

▌＊1　記載内容の注意点	▌＊2　報告書の種類
①保たれている機能も記載 ②検査成績も簡潔に記述 ③グラフ等あれば添付	・検査結果報告書 ・訓練経過報告書 ・観察所見報告書 ・症例報告書

＊3　観察所見報告書例

観察所見報告書

患者氏名：○○△△殿 (様)　　　　　　　　　　報告日：平成○年○月○日

障害名：障害名 (重症度)　　　　　　　　　　報告者：□□○○

観察日：

○○殿の (訓練場面、検査場面) の観察所見を報告致します。

1. 全体の観察
　　1) 意識
　　2) 病識・注意力
　　3) 容姿、礼節
　　4) 全体の形状、運動能力 (四肢、体幹、頭頸部)、体力
　　5) 社会適応能力と行動 (その場にあった行動が取れているか否か)

2. 神経学的所見
　　1) 感覚
　　　　　聴覚
　　　　　視覚 (視野障害、視力障害、色感異常)
　　2) 運動能力 (運動麻痺、運動失調、他)
　　　　　上肢、手指、顔面、眼球、構音器官
　　3) 感情 (感情失禁、強制泣き笑い)

3. 神経心理学的所見
　　1) 認知
　　2) 行為
　　3) 他高次脳機能
　　　　記憶・前頭葉機能・劣位半球機能・注意
　　4) 知的能力

4. 言語障害所見
　　1) 言語
　　2) 構音

5. まとめ
　　1) 上記の所見の全体をまとめる
　　2) 障害名はこの全体の評価が行われてから出てくるものであり、評価よりも先に出てくるものではない。
　　3) 今後、どのような計画かをのべる。

∗4　構音検査結果報告書例

構音検査結果報告書

患者氏名：○○△△殿（様）　　　　　　　　　　　報告日：平成○年○月○日
障害名：運動障害性構音障害（麻痺性）　　　　　　報告者：□□○○
観察日：○月○日

○○殿の構音検査結果を報告致します。

1. 発声発語器官
　　発声：最長発声持続時間（正常平均と比較しどの位の割合に低下したか）、声質、他に特徴があれば
　　　　　記す。
　　発声発語器官：
　　　　　形態と運動能力（可動域、持続力、速度、巧緻性、一貫性、浮動性など）を記す。他の特徴が
　　　　　あれば記す。

2. 構音
　1) 速い交互運動
　　1音節、3音節の秒当たりの構音回数を正常平均と比較して述べる。
　　他の特徴があれば記す。
　2) 構音（箇条書きでよい）
　　　母音
　　　子音（構音点別にまとめる）
　　　例：両唇音/b/→［mb］　軟口蓋の運動速度低下
　　（構音点別、目標音、構音結果、誤った原因の順番）
　　　　・構音点から発声発語器官の部位が特定可能となる。
　　　　・構音が誤った原因にて、特定された部位の運動能力が判明する。

3. まとめ（文章で書く）
　　上記の1、2の項目の内容をまとめて述べたものを根拠として障害名、重症度を述べる。そして発話明瞭度、
　　コミュニケーションの方法、訓練の適応性について述べる。

∗5　報告書作成上の書き方の注意点

①明確な理解しやすい用語
②専門用語の使用より機能的表現で
③1文で2〜3行以内の短い文
④無関係な情報は記載しない
⑤記述の一貫性を守る
⑥あいまいな表現をしない

最後に、作成した報告書は対象者の個人情報も含まれているので十分に注意して管理します。なお得られた情報は、臨床の場面で使用する場面もよくありますので、必要な時にはすぐ使用できるように整理整頓を心掛け管理します。また対象者の訓練が終了した場合も、一定期間は保管管理する義務があります。もちろん、守秘義務を怠ってはいけません。以下記録の仕方に関して述べます。

（1）逸話記録

　度々、述べていますが対象者の行動はすべて、ありのままを記述します。重要な点は、刺激に対する反応に対して言語聴覚士が解釈せず客観的事実を書くということです。我々は知らず知らずのうちに人の行動を解釈しながら、日常生活の中でみています。しかし、逸話記録では、後の分析のために客観的資料を得る目的で、事実と考察を意識して分けて記録します。つまり観察する必要性があります。記録の注意点をAlbertとTroutmanが示しているが、それをまとめたものを＊6に示しました。逸話記録では、行動に先立つ環境刺激（先行刺激）と特定の行動、その行動に引き続いておきた環境刺激とに分けて分析します。＊7に、車椅子の失語症者の病棟での様子を逸話記録として示しました。

＊6　逸話記録作成の注意点

①関わる人々のそれぞれの関係を記述する
②対象者の発話したこと、行動、誰に対する発言か、何を行ったかすべて記述する
③対象者に対して、誰が何を発言したか、誰が何を行ったかをすべて記述する
④自身が対象者の反応やその原因に対して持っている印象、解釈と、認められた事実をはっきりと区別する

＊7　逸話記録例

日時：2014年6月7日（木）　対象者　　　　（52歳・男性）　観察者
場面：言語集団訓練室　人物　訓練室内にST 1名、補助2名

時間　　先行刺激　　　　　反応　　　　　　　後続刺激
11:00　1. 補助2人は集団訓練の準備をしている
　　　　　　　　　　2. ●●は「まだか〜」と発話する
　　　　　　　　　　3. 補助1人が、●●に近づき「もう少しですよ」と話しかける
　　　　4. 補助は準備に戻る
　　　　　　　　　　5. ●●は「まだか〜」と発話する
　　　　　　　　　　　6. もう一人の補助が、「あと3分ですよ」と発話する
　　　　7. 補助は準備を始める
　　　　　　　　　　8. ●●は「もう待てん！」と発話して、入り口のドアに車椅子でぶつかる

第5章　対象者の記録　67

（2）頻度

対象とした反応が生じた回数を数えることが重要という点は言うまでもありません。反応の頻度を数える際の注意点として、開始時間と終了時間を明確に記録する必要があります。また、評価や訓練時間は様々な理由で同一の時間ということはありえず、複数の機会に観察した頻度を比較するには単位をそろえておく必要があります。頻度を比較するために生起率と反応率を用います。

生起率：比較の基準を時間として、一定時間当たりの反応の出現率を計算します。この方法では時間、日、週ごとの比較も平均値を出すことで比較することができ、また介入前や、何かしらの方法による介入期等それぞれで平均値を出し比較することができます。

反応率：反応率は反応の先行刺激に着目し、それに対して反応がどの程度の比率で起こったかを比較する方法で、百分率で表します。

（3）時間

先行刺激の出現から、それに対する反応が生じるまでの時間を記録します。また、反応そのものの時間も計測し、例えば、50文字を音読完了する時間等です。

（4）行動の評定

反応がどの程度の強さや正確さで生じているかを記録します。この時に、ある反応が生じたか否かのみが問題ではなく、どのようにその反応が生じているかも重要です。このような情報も記録します。

第6章
対象者の報告書

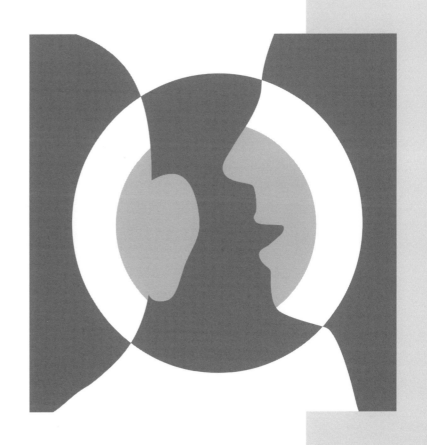

ここでは、経験の浅い言語聴覚士のために臨床の場面である病院や施設で、提出を余儀なくされる様々な報告書の例と、養成校の学生が実習で要求される観察レポートをはじめ、様々な報告書例に加え、実習後、学校に戻った時に実施される報告会用のスライドや学会で報告する際の症例スライド例を紹介します。

● 1. 臨床場面

　臨床場面で作成が必要とされる報告書は主に評価報告書と紹介状です。評価報告書は施設内のスタッフに向けた情報提供が主な目的であり、紹介状は患者が病院や施設に転院する場合または外来で受診をする場合の情報提供書です。

　以下、例を示しますので参考にしてください。

1 **言語障害初期報告書例**

平成○年○月○日

言語療法科初期評価報告

主治医＿＿＿＿＿＿先生

患者＿＿＿＿＿＿殿の初期評価を報告致します。

1. 言語障害：ウェルニック失語、重度

挨拶や簡単な受け答えは可能ですが、それ以外は、日常会話レベルでも理解が困難であり、話しかけに対して「分かりました」と応じていても実際には理解されていないことがよくあります。また、表出面でも錯語・新造語が多くジャーゴンも見られ、意思の疎通は日常生活でも困難な状態です。

2. 言語症状 (添付SLTA成績表をご参照下さい。)

①発語：流暢で、「ねむったです」「きついです」等、時折見られる適切な発話以外は、音韻性錯語 (ex. 太鼓→「たいと」、泣いている→「なきている」) 新造語 (ex. 鉛筆→「でじもち」、本→「いめ」) が多く見られ、ジャーゴンになる時もあります。自己修正を試みることもありますが、改善は認められません。復唱、音読は音節数、仮名、漢字にかかわらず困難です。

②書字：自分の名前の書字・写字も困難です。書字障害には音韻および字形の想起困難が影響していると考えられます。

③理解：聴覚的理解は親密性の高い単語でも不安定です。視覚的 (文字) 理解は聴覚的理解に比較すれば良好であり、漢字・仮名ともに単語レベルではほぼ可能です。

④数字：数概念も障害されており、数字の聴・視覚的理解、表出は非常に困難な状態です。日常生活の中では、日付、時間など数字を使うほぼすべてがむずかしい状態です。

3. 精神機能・その他

以下の検査結果により、知覚機能の低下が推測されます。

・コース立方体組み合わせテスト　　　・レーヴン色彩マトリックス検査

2004.10.12.施行　IQ＝56　　　　　　　　2004.10.15.施行　score＝15/36

他に保続、易疲労性が見られます。

4. コミュニケーション上の対策

会話時に話し手の音声刺激のみならず、写真や実物・絵や身ぶり・文字などの視覚的なものを併用することで若干の理解力の改善が認められます。質問する時には、項目を単語で書き、答えも選択肢を書いた中から選択することで可能です。

5. 今後の方針

意思疎通性の向上を目標に訓練を行います。短期的には、①理解力の向上、②数概念の確認、を目的としたアプローチを5回/週行う方針です。

言語聴覚士＿＿＿＿＿＿＿＿＿＿

第6章　対象者の報告書 **71**

2 他施設への依頼状例

依頼状

＿＿＿＿＿病院＿＿＿＿＿科御中　　　　　　　　　　平成　　年　　月　　日

下記の患者様につき御報告および御紹介申しあげます。
患者氏名　○○○○様　○○歳　男性
診断名：脳出血
言語病理学的診断：ウェルニッケ失語（重度）

1. 初期評価：発話は流暢で、簡単な日常生活の受け答えや挨拶の他は、錯語や新造語が多く、ジャーゴンも認められます。理解面も重篤に障害され、視覚的（文字）理解は、聴覚的理解より若干良好なものの、単語の理解がかろうじて可能なレベルでした。日常的な意思の疎通は困難で、聞き手が工夫しても確実な情報を得ることは困難な状態です。

2. 訓練：①短期目標：理解力の改善
　　　　　　　　　　　聴理解力の改善・書字力の向上
　　　　②長期目標：家庭復帰
　　　　③訓練内容：絵カード・写真を用いた聴覚的・視覚的ポインティング
　　　　　　　　　　　日常的な話題を中心としたfree talking（ノートを用いて）
　　　　　　　　　　　（週5回　1回＝40分）
　　　　④訓練結果：視覚的理解に改善が見られました。（添付SLTA成績表をご参照ください）

3. 退院時評価：発話面において、初期評価時と大きな変化は認められません。理解面では、特に視覚的理解に改善が認められ、ノートに質問を書き、その答えを選択肢で示すと、簡単な意思疎通が図れるようになりました。しかし聴理解の変化は、ほとんど認められませんでした。

4. 精神機能：知的機能に関して初期には低下が認められましたが、以下の検査結果から、若干の改善が推測されます。
　　　　　・コース立方体組み合わせテスト　　　・レーヴン色彩マトリックス検査
　　　　　　2004.10.12. 施行　IQ＝56　　　　　2004.10.15. 施行　score＝15/36
　　　　　　2005.1.20. 施行　IQ＝62　　　　　 2005.1.22. 施行　score＝22/36
　　　　　また、初期段階に観察された保続・易疲労性は少し軽減した印象があります。

5. その他：礼節は保たれており普段は温和ですが、頑固で短気な面もあります。また、少し難しい課題ではすぐにあきらめてしまう傾向があります。ご家族には、症状とコミュニケーション上の留意点について説明致しております。

　　以上、簡単ですが、どうぞよろしくお願い致します。何かございましたら、ご連絡いただければ幸いです。

　　　　　　　　　　　　　　　　　　　　　　　＿＿＿＿＿病院＿＿＿＿＿科
　　　　　　　　　　　　　　　　　　　　　　　＿＿＿＿＿＿＿＿＿＿＿＿

3 他施設への紹介状例

紹介状

年　　月　　日

_____病院_____科
_____先生

下記の患者様につきご報告・ご紹介申し上げます。

患者氏名：○○○○様、○○歳、男性
診断名　　：脳内出血（左被殻）
言語病理学的診断：Broca失語（中等度）

　患者は平成○年○月○日、仕事中に右手の運動障害、言語障害を呈し、当院に入院され、保存的治療を受けたあと、○月○日より失語症の評価・治療目的でST開始となりました。

〔言語面〕聴覚的理解・読解は発症初期より比較的保たれ、現在では日常生活には支障のないレベルに達しています。発話は非流暢で、当初は構音の歪みが著しく、加えて強い喚語困難と、若干の語性錯語、迂言が認められました。ただしコミュニケーション意欲はあり、指さしや身振りなどを自発的に使用しました。現在では、構音・喚語面ともに改善しつつありますが、誤りの自覚が強くなったためか、発話量はむしろ減少しています。書字については右手（不全麻痺）で行いますが、初期には無反応または仮名の字性錯書が多く、若干の改善を認めますがその傾向は現在も同様です。

〔神経学的所見〕麻痺は上下肢に認められますが、みまもりであれば、つえを用いて自立で歩行することも可能です。聴力・視野・視力にも特に問題は認められません。

〔神経心理学的所見〕口部顔面失行と軽度の構成障害が認められます。

〔訓練〕ST開始後約1ヵ月は絵カードを使った高頻度名詞語の総合的訓練（語と絵のマッチング、復唱、音読、呼称）を行いました。最近では動作絵カードを使い、動詞語や2文節文についても同様の訓練を行っております。宿題としては、訓練語の写字および復唱・音読・呼称を妻とともに行う課題を設定しております。患者は言語訓練に熱心で、妻も協力的ですが、課題が出来ない時に落胆する傾向がみられ、最近とくにそれが著しいので、比較的易しい課題を多く取り入れています。

　患者は専業主婦である妻および子供2人と同居しており、主に妻が介護にあたっておられます。患者・家族とも、言語機能の完全な回復は難しいことの説明を受け理解されておられますが、経済的な理由もあり、現職への復帰を強く希望しておられます。

　以後の言語訓練につきまして、よろしくお願い申し上げます。

検査結果：
SLTA（平成○年○月○日～○日）：添付
レーヴン色彩マトリックス検査（○月○日）：22/36

_____病院_____科
担当者：_____

● 2. 実習面

　言語聴覚士養成校の学生に課される実習は評価実習や長期実習などの形態がありますが、どのような実習でも実習指導者に日誌、観察レポートといった報告書の提出を課され、実習が終了し、学校に帰ると臨床実習症例報告書や症例発表会が課されます。以下にそのような場合に参考になる報告書の例を示しました。なお細かな書式の相違点を養成校や実習地での実習指導者から指摘されると思いますが、その際には指導に従ってください。なおここではICIDHの視点での記述方法を示していますが、必要に応じてICFからの視点でも考えていただければと思います。

1 観察レポート例

観察所見報告書

患者氏名：○○○○様　　　　　　　　　　　　報告日　平成○年○月○日
診断名　：脳出血　　　　　　　　　　　　　　報告者　○○○○

全体像

　K氏の移動手段は車椅子で、訓練室に入室される際、左手で車輪を回し、左足を床に着け舵取りをしながら来られた。右手は屈曲しており、訓練中も使用されることはなく右手に麻痺がある可能性が高いと考えた。しかし、訓練室に自身の訓練時間に来室されたことにより、見当識や空間知覚の問題の可能性は低いと考えた。また表情は時折、笑顔も認められ、その変化も豊かで、流涎は認められず、鼻唇溝の深さも左右対称であった。また、姿勢は訓練場面や自由会話場面で右側への傾きが認められた。STの挨拶に対しては笑顔で返答され、礼節は保たれていた。

　自由会話場面ではSTの質問に対して視線も合わせ、傾聴態度も保たれていた。また40分間、入眠傾向も認められず、会話も持続していたことから、意識レベルや注意力は保たれている可能性が高かった。自発性に関しても、自身でカレンダーをめくるなどの反応が認められたことから、保たれている可能性が高かった。また聴力、視力、視野、状況判断力も机を挟んで、会話され、訓練場面で状況に応じて、ノートを見て正しく音読されていたことから、日常生活に影響を及ぼさない程度は保たれていた。

発話

　発話に関しては、声の高さは性別と年齢を考慮すると妥当な範囲と判断したが、声の大きさはつぶやくような発話で小さく、抑揚も乏しく単調であった。「キネンビ－キネンヒ」「エンピツ－エンピト」といった音の変化が認められたが全く聞き取れないような不明瞭な発話は認められなかった。復唱も正反応が多く構音器官の動きは良好であった。しかし、「サササ‥」という吃音症状が認められる場面もあった。また「耳」と答えるべき場面に「口」といった意味性の錯誤が認められた。しかし言語性の保続は認められなかった。また喚語困難が著明で、「なんだったっけ」と考え込む時間が多々認められ、発話する際、目をつぶる、顔をたたく、ジェスチャで補おうとする動作が認められた。発話は「アマクサ、ジエイタイタイ、ゼンゼンダメ、ハイ」など単語レベルであるが、質問に対する答えは正確であり、発話量に対して情報量は多かった。

理解面

　STの「山口には行ったことなかったですか?」の質問に対して「ナイデス」、「○○さんが行ったことないなんてめずらしいですね。○○さんは昔、北は北海道、南は沖縄までてんてんとされていたのですよね?」に対して「ソウソウ」など質問に対する答えがほぼ正確であった。その際、質問の聞き返しもほとんど認められず、フリートークであれば最長約8語文レベルまで保たれていた。

課題面

　一つ目は短文を音読し、語想起させる課題（例:文字を書くときに使う道具は?→エンピツ）では、即時正答1／8、ヒント正答7／8という結果であった。ヒントの内容としては「え○○○」など語頭文字とモーラ数を与え、それでも正答困難な場合は語頭音ヒントが与えられた。また、音の誤りがみられた場合は「音が違う」という指摘が与えられた。反応としては、語頭音ヒントで即座に正答する反応、「ニモジ」や「サンモジ」と文字数を答える反応、「エントツピ、エンピト、エンピツ」のような自己修正が頻繁に認められた。

　二つ目は仮名一文字をもとに語想起して（例:「き」のつく動物は?）その単語をもとに文章をつくり書字し、その後音読する課題であった。語想起、音読に関しては全て正答（6／6）したが、書字は1／6正答と低下を認めた。

まとめ

　中等度〜重度の失語症が認められる。構音障害は合併していない可能性が高い。その他、高次脳機能障害には特に問題は認められない。今後、詳細な失語症状を分析するために失語症検査を実施する必要がある。

2　症例報告書（ケースレポート）の書き方

A. 書式例

表紙:「テーマ」、実習施設、実習期間、指導者名、提出日、学校名、学籍番号、氏名

本文

I. はじめに

II. 症例紹介

1. 一般事項
　1) 基本情報
　　(1) 氏名　(2) 性別　(3) 年齢　(4) 住所　(5) 入院日　(6) 病前性格　(7) 利き手
　2) 社会的背景
　　(1) 職業歴　(2) 家族構成　(3) 趣味　(4) 学歴
　3) 主訴
2. 医学的情報
　1) 医学的診断名
　2) 現病歴

（次ページにつづく）

第6章　対象者の報告書　75

（つづき）

3) 既往歴
4) 合併症
5) 画像所見
6) 神経学的所見
7) 神経心霊学的所見
8) 他部門情報
3. **評価所見**
1) 言語病理学的診断名
2) スクリーニング結果
(1) 全体像
(2) スクリーニング結果とまとめ
3) 実施検査結果
(1) 結果整理（実施した検査名を記載）
(2) 障害構造考察
4. **問題点**
5. **訓練目標**
1) 短期目標
2) 長期目標
6. **訓練計画**
7. **訓練経過**
8. **最終評価**
9. **まとめと今後の課題**
10. **引用文献および参考文献**

B. 各項目の内容
Ⅰ. はじめに
どのような症例を報告するのか簡潔にまとめる

Ⅱ. 症例紹介
1. 一般事項
1) 基本情報
(1) 氏名　(2) 性別　(3) 年齢　(4) 住所　(5) 入院日　(6) 病前性格　(7) 利き手
以上の情報を記載
個人情報保護の点から近年、記載しない場合が多い。
記載例：X年Y月入院、年齢50歳代等
2) 社会的背景
(1) 職業歴　(2) 家族構成　(3) 趣味　(4) 学歴
以上の情報を記載
家族構成：同居と同居以外がわかるように図示する。Key-personを示してもよい
3) 主訴
対象者が困っていることやSTに対する要望を質問し、そのままを記載する
2. 医学的情報
1) 医学的診断名

2) 現病歴：言語障害の直接的原因となった疾患について、経過を箇条書きにする
3) 既往歴
4) 合併症
5) 画像所見
　　CTなどを実際にみて、自分なりに所見をまとめる。専門医の所見があれば参考にする
6) 神経学的所見：麻痺、失調、感覚障害、聴力、視力、視野
7) 神経心霊学的所見：言語以外の高次脳機能障害や検査結果を記載、ただし指定されたレポート形式で言語病理学的所見の項目がない場合、失語症はここに記載する
8) 他部門情報
　　Dr、Nrs、PT、OT、ケースワーカーからの情報

3. 評価所見
1) 言語病理学的診断名
2) スクリーニング結果：図や表を使用してわかりやすく記述する
　(1) 全体像
　　　スクリーニングや情報収集（カルテ等）で得られた運動機能、社会適応能力、精神機能、訓練意欲などの情報をまとめて記載する
　(2) スクリーニング結果とまとめ
　　　スクリーニングで実施した内容をまとめ、その結果からコミュニケーション障害の有無、言語病理学的診断名、次に実施予定の検査を記載する
3) 実施検査結果
　(1) 結果整理（実施した検査名を記載）
　　　deep検査も含んだ検査結果をわかりやすく、図や表も使用して記述する
　(2) 障害構造考察
　　　言語病理学的な特徴を記載し、どのようなメカニズムで問題が生じたのか、詳細に分析し問題点の抽出に通じる分析内容を記載する

4. 問題点
患者のコミュニケーション上で特に問題となっていることを重要な順に箇条書きする
機能障害：SLTA等言語検査で表れる言語障害、発声発語器官の運動障害や形態異常、聴覚障害等
能力障害：機能障害に起因する日常コミュニケーション能力の低下、発話明瞭度低下・プロソディー異常等
社会的不利：上記障害によって生じるもの、職場や家庭の問題だけでなく、生きがいなども含む
なお、ICFの視点からは記載内容が異なるので注意する

5. 訓練目標
1) 短期目標
　　2～3ヵ月程度の訓練やその他のアプローチによって改善が見込まれるもの
2) 長期目標
　　おおむね6ヵ月先に焦点をあてた目標

6. 訓練計画
訓練目的、訓練教材、訓練方法、訓練の流れ、訓練時間、頻度を具体的に記載する

7. 訓練経過
訓練期間、訓練内容、訓練中の対象者の変化、変更点などを記載する

（次ページにつづく）

(つづき)

8. 最終評価
　訓練の効果判定、改善項目、非改善項目を記載する
9. まとめと今後の課題
　3-3)-(2)の障害構造考察を記述しない場合は、ここを考察というタイトルにして記述する。言語病理学視点からの言語症状のまとめを参考文献と照らし合わせながら述べる。また訓練プログラムの立案において考慮したこと、実際に訓練を行ってから気づいた疑問点、反省点を述べる。また今後の方針、予後の見通し、訓練方法の変更の必要性を述べる
10. 引用文献および参考文献
　本文中に引用したり、それ以外で参考にしたものを記載する

＜文献を引用する場合＞
　引用個所に著者名と発表年を明記する
　例1：浜中（1990）によると‥‥　　例2：‥‥とされている（大橋ら1980）

検査結果の添付
　可能であれば、各種検査の記録用紙のプロフィールを添付する

注意：個人情報に留意し、施設や実習指導者の指示に従って情報収集や症例報告書の作成
　　　をすること

3　臨床実習報告書例

(1) 失語症

　　　　　　　　　　　左被殻出血により失語症を呈した一例
Ⅰ．はじめに
　今回、長期臨床実習において左被殻出血により失語症を呈した症例を担当させて頂く機会を得たのでここに報告する。

Ⅱ．症例
1. 一般的情報
　氏名：A氏　　年齢：○○歳代　　性別：男性
　主訴：現在は、困っていることは特にない。コミュニケーションは指差しなどで可能。単
　　　　語は出ないが、素振りでわかる。
　デマンド：日常会話ができるようになってほしい。ペラペラ話すのは無理だと分かっている
　　　　　　が、家族や周囲の人と話す時に単語がでれば分かると思うので、単語だけでも
　　　　　　話せるようになってほしい。（妻）
　家族構成：本人、妻、子ども2人の4人暮らし（キーパーソン：妻）

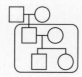

職業歴：元郵便局員

言語活動：病前、それほど口数は多くなかったが、親しい人や家族とはよく話していた。

利き手：右　　使用手：左

介護認定：無　身体障害者手帳：1級

2. 医学的情報

医学的診断名：被殻出血　高血圧症

既往歴：高血圧症　痛風　尿路感染症疑い　十二指腸潰瘍

現病歴：平成○年○月末、自宅にて呂律が回らなくなり、A病院へ搬送される。頭部CT
にて左被殻出血を認め、血腫除去術施行。○月末、リハビリ目的にてB病院入院、
○月初旬自宅退院されている。その後リハビリ目的にて当院紹介となり、週2回、
外来で言語訓練中である。

放射線学的所見：CT画像等なし

神経学的所見：右片麻痺（+）

神経心理学的所見：失語症（ウェルニッケ失語、重度）注意障害（+）

3. 活動と自立

食事：自立。B病院にてVF施行、嚥下障害無。

排泄：一部介助（見守り）。以前は時折尿失禁や、便失禁があったが、現在はほとんどない。

入浴：一部介助　　更衣：一部介助　　整容：一部介助

移動：自立。T杖歩行　　睡眠：良好

B病院退院時のFIM：70/126

4. 他部門からの情報

PT：歩行が問題なく可能で身体機能は良好であるが、腰痛があることが一番の問題である。機能の向上は難しいため、維持目的で訓練（ROM、筋出力の訓練、体幹ストレッチ）を行っている。訓練中はあくびが多く、注意がそれやすい。訓練開始から現在までに特に機能の変化は認められない。

CW：手すりをつけたいとの希望があり、その時に業者を紹介したくらいしか関わっていない。障害福祉サービスで週4回、デイケアを利用されている。奥様はおそらく専業主婦である。

Ⅲ. 評価

1. 全体像

　T杖および短下肢装具の使用により独歩が可能であるが、右上下肢に麻痺を認める。しかし、顔面に左右差はなく流涎も認められない。訓練中、あくびをすることが多く、訓練教材の準備中に机上にある物品を触ったりするなど、意欲や注意力の低下がみられる。表情は変化に乏しく笑顔や感情の変化がみられることはほとんどない。

2. 知能検査

レーヴン色彩マトリックス検査　実施日：平成○年○月○日

　　結果：33/36点　　　所要時間：6分36秒

コース立方体組み合わせテスト　実施日：平成○年○月○日

　　スコア：69点　　　IQ：85

3. 視覚性抹消課題（CAT）　実施日：平成○年○月○日

図形△：所要時間：133.2秒　　正答率：100%　　的中率：100%

30歳代平均：所要時間：33.9秒　　正答率：98.8%　　的中率：99.5%

（次ページにつづく）

(つづき)

4. 標準失語症検査（以下SLTA）　平成○年○月○日〜○月○日

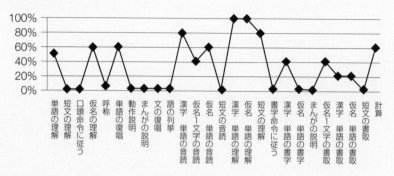

5. DEEP検査　実施日：平成○年○月○日〜○月○日
　①聴覚的異同弁別（2モーラ無意味語対）：SALA　失語症検査（以下SALA）　②聴覚的異同弁別（2モーラ有意味語対）：SALA　③単音節の復唱　④語彙判断（聴覚提示）：SALA　⑤語彙判断検査（SLTA『単語の理解』で使用されている語）　⑥動詞の読解：SALA　⑦助詞の理解　⑧助動詞の理解　⑨空間的位置関係の理解

考察
【理解面】
1. 聴く
　まず、『漢字単語の理解』および『仮名単語の理解』が100％であったことから非言語的情報の入力、形態認知、意味システムとの照合、ポインティングのための上肢の運動が保たれていると判断できる。次に、『単語の復唱』が60％であったことから音声入力、音響分析、言語音認知も保たれていると考えられる。よって、『単語の理解』が低下した原因として音韻辞書との照合、語彙辞書との照合、意味システムとの照合の段階での障害があげられ、DEEPテスト（①②③④⑤）を実施した。その結果、単音節の復唱は65％であり、音韻辞書との照合に障害が考えられた。復唱の課題は表出面が必要であるが、『漢字単語の音読』が80％と比較的保たれており単音節の復唱における表出面の影響は少ないと考えられる。また、語彙判断は75％正答しており、語彙照合が音韻照合よりも保たれていたため、語彙辞書が不正確な音韻照合を補う形で語彙照合しているのではないかと考えられる。【聴く】『単語の理解』の単語における語彙判断は100％であるにもかかわらず、『単語の理解』は50％正答であった。また、『漢字・単語の理解』、『仮名・単語の理解』が100％正答であり、意味システム自体に問題はないと考えられることから、意味システムとの照合の段階に障害が起きていると考えられる。
2. 読む
　『漢字・単語の理解』、『仮名・単語の理解』が100％であり、『仮名一文字の音読』が40％と低下を示し音韻変換が障害されていると考えられたことから、語彙辞書（文字系）を介すルートにより読解しているのではないかと考えられた。よって、語彙辞書（文字系）との照合、意味システムとの照合が保たれていると考えられる。『短文の理解』および『書字命令に従う』において低下を認め、障害メカニズムを明らかにするため、DEEP検査（⑥⑦⑧⑨）を実施した。その結果、動詞の読解において17/48（35.4％）という結果が得られたため、動詞の読解能力の低下が考えられる。助動詞の理解においては即時反応により正答に至っている。助詞の理解においては、50％正答であり障害されていると考えられる。空間的位置関係の理解は1/5正答であり、『上』、『下』、『手前』では、正しく音読することが可能であったが、誤反

応が認められたことから、文字による空間的位置関係の理解だけでなく聴覚的な空間的位置関係の理解も障害されていることが考えられた。

【表出面】

3. 話す

まず、上記で述べたように非言語的情報の入力、形態認知、意味システムとの照合は保たれていると考える。次に、『漢字単語の音読』が80％であることから、構音運動企画、構音運動実行がある程度保たれていると考える。『呼称』での反応として、新造語および保続が多く認められた。以上のことから『呼称』が低下した原因として、語彙辞書の活性化・抽出、音韻辞書の活性化・抽出・並び替えの障害が考えられる。本症例の新造語は、モーラ数が合っておらず、音韻が多く付加している。そのため、語彙辞書の活性化・抽出の段階が音韻辞書の活性化・抽出・並び替えに比し、より重度に障害されていることが考えられる。

『動作説明』における反応として、『呼称』と同様に新造語が認められており、成績が低下した原因として、語彙辞書の活性化・抽出、音韻辞書の活性化・抽出・並び替えがあげられる。

4. 書く

書字の検査場面において、鉛筆を持ち正しく書字行為が可能であったことから、書字運動企画、書字運動実行は保たれていると考えられる。また、筆順が保たれており、かつ、漢字・仮名ともに日本語の文字として存在する字を書字していることから文字形態辞書はある程度保たれているのではないかと考えられる。反応として、書字においても『呼称』における反応と同様に保続および新造語の錯書が認められている。このことから語彙辞書（音韻系）の活性化・抽出、音韻辞書の活性化・抽出・並び替えの段階での障害が『漢字・単語の書字』および『仮名・単語の書字』に大きく影響していることが示唆された。また、『呼称』が『漢字・単語の書字』よりも低下していることから、音韻系の語彙辞書よりも文字系の語彙辞書のほうが保たれているのではないかと考える。

音韻照合の障害が書取においても大きな影響を与えていることは明らかだが、『仮名1文字の書取』40％、『仮名・単語の書取』20％であることから文字形態変換はある程度保たれていると考えられる。

IV. 問題点

［impairment level］

聴覚的理解力の低下（単語レベル）（#1. #2. #3.）
   #1. 音韻辞書との照合の障害
   #2. 意味システムとの照合の障害
   #3. 語彙辞書との照合の障害
発話能力の低下（単語レベル）（#4. #5.）
   #4. 語彙辞書（音韻系）の活性化・抽出の障害
   #5. 音韻辞書の活性化・抽出・並び替えの障害
読解能力の低下（短文レベル）（#6. #7. #8. #9. #10. #11.）
   #6. 語彙辞書（文字系）との照合の障害（動詞の理解障害）
   #7. 助詞の理解障害
   #8. 空間的位置関係の理解障害
   #9. 音韻変換障害
   #10. 聴覚的把持力の低下

（次ページにつづく）

（つづき）

書字能力の低下（単語レベル）（#4. #5. #11. #12. #13.）
　　#11. 語彙辞書（文字系）の活性化・抽出の障害
　　#12. 文字形態辞書の活性化・抽出の障害
　　#13. 文字形態変換障害
　〔disability level〕
　　#14. 家庭での音声言語でのコミュニケーションの困難
　　#15. コミュニケーション能力の低下
　〔handicap level〕
　　#16. コミュニケーション活動の制限
　　#17. 職場復帰困難
　　#18. 子どもとのコミュニケーション不足

V. 訓練
1. 目標
　　最終目標：日常のコミュニケーションの成立
　　長期目標：単語レベルでの発話表出
　　短期目標：単語レベルでの聴覚的理解100％　新造語の減少
2. 訓練立案
　　訓練形態：個別　家庭での自主訓練（宿題）
　　時間的スケジュール：週2回
　　【目的】音韻辞書との照合の改善　意味システムとの照合の改善
　　　　　　語彙辞書（音韻系）の活性化・抽出の改善
　　【教材】仮名文字カード：高頻度で仮名表記妥当性が低い語
　　　　　　漢字カード、文字に対応した絵カード
　　【方法】①仮名文字カードを4枚提示　②聴覚的刺激を与え、文字カードのポインティング
　　　　　　③できなければ、漢字カードを提示　④音読を促す　⑤文字カードを隠し、絵カー
　　　　　　ドを4枚提示　⑥聴刺激を与えて絵カードをポインティング　⑦難しいようであれ
　　　　　　ば、①仮名文字カードを提示し、再び聴刺激を与えてポインティング　⑧漢字カー
　　　　　　ドを提示し、模写　⑨文字カード、絵カードを並べて提示し音読　⑩絵カードの
　　　　　　み提示し、呼称
　　【宿題】ノートに名詞絵（高頻度語）を貼る。その絵の名称を含む漢字単語を3つ書き、正し
　　　　　　いものを選択してもらい、その後模写する。

VI. おわりに
　　現在は、訓練中に自分の発話の誤りに気付いたり、自己修正を行う場面がみられ、ジャー
ゴンで発話し続けることも減少しており、ご家族も以前より改善した実感があるとのことであ
る。また、訓練中の注意の持続にも改善を認め、笑顔がみられるようになってきている。さ
らに、年齢も30歳代と若いため、今後の訓練によりさらなる改善が期待できると考える。現
在の家庭でのコミュニケーションは素振りで可能とのことであったが、今後家庭や周囲とのコ
ミュニケーションにおいて困難なことがでてきたり、失語症という障害に対して疑問がでてく
ることも予想される。その場合のフォローもしつつ、また、社会参加や心理面への配慮とし
て友の会への参加を勧めたり、現在の本症例の残存機能を活用できることを提供するなど
の心理的なアプローチも行いながら、最終的にはご家族の希望である単語レベルでの発話
が可能になるように訓練を行っていく必要があると考える。

(2) 運動性構音障害

脳梗塞により運動障害性構音障害を呈した一例

Ⅰ　はじめに
　脳梗塞により運動障害性構音障害を呈した患者様の評価と訓練立案を担当させていただく機会を得たため、以下に考察を交えて報告する。

Ⅱ　症例概要
1. 基本情報　○○歳代男性、元会社員、右利き（使用手：右）、主訴：発音が不明瞭
2. 医学的診断名　脳塞栓症
3. 現病歴　平成○年○月○日自宅で脳梗塞発症、同日よりA病院に入院。右片麻痺と構音障害を呈したが、片麻痺は上肢を除き入院中に軽快。同年○月○日にリハビリ目的で当院に入院、退院後の○月○日から外来にてフォローアップ中。現在は週1回PT、OT、ST訓練を実施。
4. 既往歴　不整脈、肥大型心筋症、痛風
5. 神経学的所見　右片麻痺（+）
6. 神経放射線学的所見　頭部CTにて左基底核、左放線冠に低吸収域を認める。

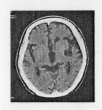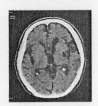

7. 神経心理学的所見　失語（-）失行（-）失認（-）
8. 家族構成　当院近傍のB市内で妻、長女との3人暮らし
9. 他部門情報

Dr.：時々転倒の危険があるが、基礎疾患の経過は安定。数ヵ月前から一過性心房細動が見られ、ワーファリン服薬により血栓リスクを軽減している。

PT：靴を履き替えるのに手間取るなど、ADL面で若干の問題あり。右半身の関節可動域訓練や立ち上がり訓練を中心に実施、訓練経過で腰痛を訴えたためホットパックも施す。

OT：発症からの期間が長く、現在は機能維持を目標に筋力増強訓練や関節可動域訓練を実施。循環器や泌尿器の機能低下による浮腫にも注意しながら、経過を観察中。

Ⅲ　初回評価（○○/○/○）
　構音の歪みが顕著で、明瞭度2、自然度2。発話速度の増大に伴い、破裂音や破擦音の歪みが増すが、聴覚的にはほとんど共鳴異常は認められず、また子音に比べて母音の歪みは小さい。発話の内容面などから、意識・注意・記憶の各精神機能は正常と判断。RCPMは34/36、N式精神機能検査は100/100。同検査で「聞く・話す・読む・書く」および計算のいずれも難なく正答しており、言語機能には問題を認めない。視覚と聴覚はともに軽度の低下を認めるが、コミュニケーション上の大きな阻害要因とはなっていない。視診の限りでは口腔構音器官の器質的問題は認められず、舌の運動や口唇の閉鎖不全に起因する運動障害性構音障害の疑いが強いと判断した。

（次ページにつづく）

(つづき)

Ⅳ　言語聴覚療法評価

1. 標準ディサースリア検査 (○○/○/○-○)

【発話の検査】発話明瞭度2、自然度2。発話特徴は軽度の粗糙性嗄声と努力性嗄声、声のふるえ、声量の変動を認めたため、それぞれ1 (軽度の異常) と判断。構音の歪みはより顕著のため2 (中等度の異常) と判断。

【発声発語器官検査】

1 呼吸機能 (平均評価点2.3)

2 発声機能 (平均評価点2.5)

3 鼻咽腔閉鎖機能 (平均評価点2.3)

4 口腔構音機能
- a. 運動範囲 (平均評価点2.8)
- b. 交互反復運動での速度 (平均評価点1.7)
  　　(19) 舌の突出－後退＝2 (20) 舌の左右運動＝2 (21) 下顎の挙上－下制＝1 (22) /pa/の交互反復＝2 (23) /ta/の交互反復＝2 (24) /ka/の交互反復＝1
- c. 筋力 (平均評価点3.0)

2. 構音検査 (○○/○/○)

単音節と単語は標準失語症検査補助テスト、短文と長文は標準ディサースリア検査に準拠。文字課題を呈示して音読を求めた。

(1) 単音節 (ランダム順) は11 ／ 101音節で置換に近い歪みを認めた。

「みゅ」→ [my]、「ろ」→ [do]、「りょ」→ [gjo]、「る」→ [ɯɾ]、「り」→ [ɹi]、「さ」→ [ɕsa]、「ゆ」→ [y]、「りゅ」→ [ɹɯ]、「みゃ」→ [mɛa]、「れ」→ [ɹeɾ]、「ぴゃ」→ [pɛa]

(2) 単語は3 ／ 25語で置換に近い歪み (「えび」→ [eβi]、「ガム」→ [gawɯ]、「しろ」→ [ɕiɰo]) を認めた。

(3) 短文では、語頭や息継ぎ・ポーズの後、強勢の置かれる音節では比較的構音が明瞭になるものの、それ以外では置換に近い歪みや省略が見られる。語頭以外の環境で/r/音がほぼ例外なく歪んでおり、閉鎖が十分に行われていない構音、無声子音の有声化などが観察された。母音の構音点も全般に中舌寄り。

①「パパもママもみんなで豆まきをした」…1度目の「も」が [wo] に近い。「みんなで」の [i] は [ɨ] に近く、「した」の [ɕ] は延長が認められる。②「この畳の部屋は弟と友達とで建てたものです」…「畳」の [mi] が [mɯ] に近い [mi] に置換し、「友達」の [d] は省略。「です」は [dzəs] に置換した。③「るりもはりも照らせば光る」…「照らせば」が [təɹseba] と聴取され、さらに「せ」の母音が幾分中舌寄りに歪んだ。④「霧が晴れれば空から降りられる」…「降りられる」の「ら」以外は/r/音が全て [ɹ] に聴取された。⑤「ささやくような浅瀬のせせらぎに誘われる」…「ささやく」は半母音が省略され [sasa:kɯ] に聞こえる。⑥「体がだるくてだるくてしかたがない」…「体」が [kaɰada] に近い。⑦「高い高いところへ登って行くところだ」…1度目の「ところ」は [toyoɾo] に、「登って」は [nowotte] に、2度目の「ところ」は [togɯɾo] に聞こえる。⑧「あちらからも、こちらからも、どちらからも行くことができる」…「こちら」が [kodzia]、「どちら」は [doza]、「行く」は [jɯgɯ] に近い。⑨「青い家を買う」…「家」が [iə] に近い。

(4) 長文も短文と同様、語頭以外では歪みが多発する。同音反復で2度目の音節が大きく歪み、内容語以外の部分で歪みが顕著になるなどの特徴が見られた。

84

V 考察

1. 標準ディサースリア検査の結果より

　発話特徴より喉頭の過緊張が疑われる。呼気圧・持続時間や最長発声持続時間からは、発声を支える声門下圧は十分であることが分かるほか、摩擦音や破裂音の構音の前提となる口腔内圧もほぼ確保されていると言える。軽度の鼻咽腔閉鎖不全が疑われるが、視診などからは鼻咽腔閉鎖機能に関するほかの異常所見が認められず、明瞭度に影響を与えるほどの開鼻声はなかったことから、本検査の時点では介入すべき異常とは認められない。

　口腔構音機能のうち「a.運動範囲」の10項目については、「舌の突出」でわずかに右側への偏位が認められたため、外舌筋（特にオトガイ舌筋）の運動を支配する右舌下神経の軽度麻痺が示唆される。「口唇を引く」では左上方への引きが強く、右顔面神経の軽度麻痺が疑われる。

　「b.交互反復運動での速度」の6項目は全般に基準値を下回り、平均評価点も2点に届かない。「舌の突出−後退」「舌の左右運動」とも、運動範囲と筋力は十分と思われるが、動きが緩徐であり、さらに頭頸部や上肢の緊張が高まっているのが観察されたため、痙性の影響が疑われる。「下顎の挙上−下制」の際も、右前腕にこわばりが認められるなど、過緊張を示唆する徴候が観察された。/pa//ta//ka/それぞれの交互反復では、速度の遅さに加えて母音部分の延長が観察され、さらに聴覚印象的には子音部分が努力性の絞り出すような構音となっており、前項と同様過緊張による巧緻性の低下が疑われる。

2. 構音検査の結果より

　単音節では、標準的には歯茎弾き音として構音されるべき/r/音が同じ構音点の破裂音や接近音、もしくは硬口蓋破裂音に置換されている。また、/j/の半母音がアンダーシュートしたり、円唇母音に置換したりしている。このほか全般的な傾向として、無声破裂音や破擦音に帯気音化が認められたほか、無声摩擦音で無声区間の延長が観察された。

　これらの置換現象について正常構音動作との比較を行った結果、標準ディサースリア検査で明らかになった口腔構音器官の運動速度低下によって説明できる異常構音が多くを占めた。例えば/r/の接近音化と半母音のアンダーシュートは舌の運動速度低下、円唇母音化は口唇の運動速度低下、半母音のアンダーシュートは下顎の運動速度低下が原因と考えられる。単語以上のレベルでも、運動が目的の構音点に達していないことに起因する歪みが顕著であり、この点からも舌をはじめとする口腔構音器官の運動速度低下が裏付けられる。

　一方、単音節における/r/の破裂音化と/s//r/の口蓋化は、標準ディサースリア検査で抽出された問題点からは説明困難である。安静時の舌には筋緊張の際立った亢進は観察されなかったが、検査場面では構音動作に際して顔面や前腕、上肢全体の緊張が高まりこわばりが見られることがしばしばあったため、舌についても運動時に過緊張状態であった可能性が示唆される。したがって、これらの異常構音は、舌の過緊張による巧緻性低下に起因する異常構音として解釈するのが妥当と思われる。

VI 問題点

[Impairment level]

#1 舌の運動速度低下
#2 舌の巧緻性低下
#3 口唇の運動速度低下
#4 下顎の運動速度低下
#5 喉頭の過緊張

（次ページにつづく）

（つづき）

［Disability level］
#6 歯茎音、硬口蓋音、軟口蓋音の歪み（#1, #2）
#7 両唇音の歪み（#3, #4）
#8 母音の歪み（#1, #3, #4）
#9 無声音の有声化、無声区間の延長（#5）
#10 軽度の声質異常（#5）
［Handicap level］
#11 意思伝達の困難
#12 コミュニケーションの機会の制限（不特定の相手との会話に困難を示す）
#13 コミュニケーション手段の制限（自宅の電話に出られない）

Ⅶ　訓練目標
1. 短期目標：舌の運動速度・巧緻性改善による、/r/音をはじめとする歯茎音の明瞭度向上
2. 長期目標：自由会話での構音明瞭度向上によるコミュニケーションの機会・手段の拡大

Ⅷ　訓練計画
　ここでは特に歪みの顕著な/r/音を例に訓練案を示す。
1. 舌運動訓練
【目的】舌の運動速度増大と巧緻性向上により構音動作の正確性を増し、構音の歪みを軽減する。
【方法】①舌の保持運動：舌を突出、挙上、左右それぞれに偏位した状態の構えで一定時間保持する。最初は5秒×10回×4方向を1セットとし、徐々に保持時間の延長を図る。
②構音動作訓練Ⅰ（舌尖硬口蓋接触・弾き）：舌尖を歯茎硬口蓋部に接触させ、下方向に弾く構音動作の習得を狙う。STが口頭で課題音を呈示、復唱してもらう。ラ行音に聞こえれば正反応とする。1セット10回を基本に、疲労や過緊張、共同運動パターンに留意しながら正反応が増えてくるまで適宜繰り返す。
③構音動作訓練Ⅱ（/r/音から半母音へのわたり）：②で習得したラ行音に半母音の/j/を後続させる。方法は②に準じる。リャ行音に聞こえれば正反応とする。
2. 複数音節産生訓練
【目的】構音動作訓練で習得した運動を有意味語の産生に結びつけ、実用的な明瞭度を向上させる。
【方法】①無意味語の複数音節音読課題：最初は2音節（rVV, rVCV, VrV, CVrV, rjVV, rjVCV, VrjV, CVrjV）でC＝/b//d//g//z/など有声音の組み合わせから始める。課題数は子音1個あたり約200に及ぶため、当初はrVCVとCVrVのどちらか（約25課題）を1セットとする。定着度に応じて母音や半母音に進むが、課題数の増減は慎重に行う。明瞭度向上に伴い3音節課題も取り入れる。
②有意味語の音読課題：①と同様に2音節から開始し、ターゲット音の位置と音節数を適宜変えながら、どのような環境でも明瞭な構音が定着するまで実施する。/r/-/dz/や/r/-/d/のように最小対の対比課題も取り入れる。
3. 会話訓練
【目的】構音を統合・般化すると同時に運動の巧緻性を上げ、安定性を増す。
【方法】明瞭度に留意しながら自由会話に臨む。STは憶測や類推で情報を補完せず、あくまで発話内容のみに基づいたやりとりに徹する。この段階では個々の歪みを細かく指摘するこ

とは避け、本人のコミュニケーション意欲を損なわないようにするが、発話特徴はその都度訓練案にフィードバックする。

4. 発話速度調整訓練

【目的】機能回復までの代償的方法として、発話速度低下により運動速度低下を補い、一時的に明瞭度を向上させる。

【方法】文節ごとにポーズを明示した音読課題を中心に、必要に応じてタッピング・指折り法などを併用。

5. リラクセーション訓練

【目的】体幹や頭頸部の過緊張を落とし、構音運動への悪影響を減少させる。

【方法】セッションの前後や訓練中に随時、深呼吸やストレッチなどを行い、リラクセーションを促す。

IX　まとめ

　本症例は友の会の会長職を勤める傍ら、趣味の集いに毎週出掛けるなど、コミュニケーションニーズは非常に高い。その一方で、自らの発話が不明瞭であることを自覚し、電話に出ることや、定期的な会合以外への出席を躊躇するなど、本人の意に反してコミュニケーションの機会が制限されてしまうことがままある。発症から9年が経過、機能回復の可能性は未知数ではあるが、的を絞った訓練によってコミュニケーション機会の拡大を図り、さらなる社会参加促進の一助となることを目指したい。

（3）摂食嚥下障害

脳挫傷により嚥下障害を呈した一例

1. プロフィール

◎　症　例：　○○○○殿　男性　（○○歳代）　元教師

◎　診断名：　脳挫傷（急性硬膜下血腫　外傷性くも膜下血腫）

◎　現病歴：　平成○年○月○日朝7時半頃自宅廊下で倒れているところを妻に発見され、その後、午前11時ごろにH病院に搬送される。CT所見にて出血を認め、当病院の脳外科を紹介され、入院。入院時の意識レベルはJCSで3-2、会話は可能、両上肢挙上可、dysarthria（+）、瞳孔不同（−）、対光反射（+）。入院時より発熱・尿混濁・胸部X-Pにて肺炎像を呈していた。肺炎・尿路感染症・真菌感染・MRSA肺炎があり、敗血症の疑いもあり。

◎　既往歴：　10年来のパーキンソン病でH病院に通院していた。歩行は小きざみ歩行で、自宅でもよく転倒していたとのこと。

◎　家族構成：妻との二人暮らし

◎　知的面：　検査は実施していないが、見当識障害があり、時折奇妙な発言がみられた。

2. ADL：入浴・排泄・歩行・更衣は軽介助、食事は自立

3. 他部門からの情報

PT　　　以前は固縮予防のためのROM運動を中心に訓練を行っていたが、現在では、車椅

（次ページにつづく）

（つづき）

子からの立ち上がりは自立、手すりを持っての歩行は要監視で行うことができている。しかし、歩行の際の方向転換には介助が必要であり、家庭復帰には力のある介助者が必要であるとのこと。今後は、下肢の筋力強化により現状を維持し、介助量を軽減することを目標としていく。

OT　　　上肢は左の動きが低下している。日によって体調の変動が大きく、訓練の遂行状況にも影響が大きいとのこと。右手に持ったスプーンを口元に持っていく動作は可能だが、目測を誤ることで口元へ運ぶ位置がずれてしまうことが時折みられる。今後もADLの拡大・介助量の軽減を目標にしていく。

4. 入院時の食事状況：　経管栄養にてラコール400ml×3回／日

5. 構音および基礎嚥下検査結果
◇　発声発語器官検査
　　すべての構音器官で、可動域、運動speedの低下が認められた。
◇　基礎嚥下検査
　　RSST＝2回
　　最初の飲みこみまでに20秒を要した。
◇　水飲みテスト
　　医師の指示にて実施せず。

6. VF検査の結果
◇　バリウム水
　　口腔内での保持が困難であるため、喉頭侵入が認められるが、むせはない。そのため、水分の摂取は誤嚥の危険性が高いと思われる。
◇　ごっくんゼリー
　　バリウム水と同様に喉頭侵入認められ、むせもない。嚥下反射前の咽頭流入があり、嚥下反射の遅延反応・挙上不全による喉頭蓋谷・梨状窩への残留が認められる。しかし、数回の空嚥下で残留除去できている。
◇　バリウムクッキー
　　口唇の閉鎖・咀嚼運動は可能であるが、奥舌の動きが悪く、送り込みが弱いため、舌下に食物残留が認められる。喉頭蓋谷・梨状窩への残留も認められる。
◇　ゼラチンゼリー
　　口唇の閉鎖・咀嚼運動は可能であり、バリウムクッキーよりも水分が多いため舌下に食物残留はみられなかった。喉頭蓋谷・梨状窩の残留認められるが、バリウムクッキーと比べ、数回の空嚥下で残留を除去することができている。
◆　総合評価
　　舌の萎縮・運動機能の低下、喉頭下垂に伴う舌根沈下により、口腔期では送り込み・口腔内保持の障害、咽頭期でも喉頭挙上不全が認められる。そのため、いずれの食物形態においても喉頭蓋谷・梨状窩の残留がみられ、咽頭・喉頭の知覚低下がみられる。また、食道期では、一度の嚥下動作では食道に若干の食塊が残留することから、食道の蠕動運動の低下もあると思われる。

7. 嚥下訓練第Ⅰ期（平成○年○月○日～○月○日）

《間接訓練法》

頸部のリラクゼーション

　　頸部の筋萎縮・筋緊張の亢進により顎が上がり、後屈気味になっているため、頸部前屈の姿勢を介助し、頸部のマッサージを行うことで筋緊張を緩和させる。また、嚥下動作の準備体操として、首の前後・左右・斜め下に頷くように左右交互・旋回を各10回ずつ行う。

呼吸法

　　深呼吸の呼気排出の際には、胸郭・腹部の圧迫介助による補助呼吸を行い、呼気の排出力の強化を図る。

／a／発声

　　3～5回行う。大きな声を出すことにより声帯の閉鎖力を高め、呼気排出力の強化を図る。

プッシング・エクササイズ

　　3～5回行う。上半身に力を入れることで喉頭閉鎖、軟口蓋の挙上が促されるため、誤嚥防止の強化になる。

咳嗽訓練

　　体力低下・声帯麻痺に伴い十分に咳ができなくなっているため、誤嚥物の喀出能力を上げ、咽頭収縮・喉頭閉鎖を促す効果をねらう。

口腔清拭

　　口腔内全体に刺激を与えるようにし、マッサージ効果をもたせるようにする。

寒冷刺激法

　　咽頭後壁を3～5回刺激する際には、1回の刺激ごとに唾液を空嚥下し、喉頭挙上の程度・速度を促進させる。挙上が悪い場合はメンデルゾーン手技にて介助する。

飴をなめる

　　飴をなめることで唾液の分泌を促し、その唾液をなるべく自力で嚥下してもらい、喉頭を使うようにする。廃用性による喉頭下垂があるため、喉頭を使うことによって喉頭の位置・挙上の改善を促す。

《直接訓練法》

◆　摂取姿勢

　30度仰臥位、頸部前屈で行う。ベッドのギャッジアップで30度まで姿勢を起こし、頸部は枕・クッションをあてがい前屈姿勢をとるようにする。口腔内保持の困難・嚥下反射の遅延がみられ、誤嚥の危険性があるため、30度仰臥位にすることで重力を利用し、気管への流入を防ぐことが必要である。頸部前屈姿勢は、喉頭下垂による嚥下反射の遅れ・不全による誤嚥防止として、喉の距離を短くし、咽頭と気管の角度をつける効果がある。

◆　食物形態

　当病院の嚥下訓練食A食（ゼリー・プリンなど）

◆　嚥下方法

　嚥下時には1回ごとにうなずき嚥下、その後空嚥下を行う。また、2回に1度の割合で左右の横向き嚥下を行い、その際には／a／発声を促し、声の変化がないかを確認する。喉頭挙上が悪い場合には、メンデルゾーン手技を行い、介助する。ゼリー・プリンは丸呑みすることが可能なため、1回量は小さじスプーンに1杯程度。むせを催した場合には自力での咳を促すが、自力で咳をすることが困難なことが多いため、胸郭・腹部いずれかの圧迫による介

（次ページにつづく）

(つづき)

助を行う。

◆ 食後の対応

食後は飴をなめ、唾液を空嚥下することで咽頭残留を取り除くようにする。その後、肺音の確認・吸引を行い、訓練時に誤嚥がないかを確認する。口腔内に食塊残留などが原因で菌が繁殖しないように口腔清拭により清潔を保ち、胃・食道からの逆流による誤嚥を防ぐために食後30分〜1時間程度は座位を保つようにする。

《経過：○月○日〜○月○日》

最初の2日間は間接訓練・直接訓練ではメンデルゾーン手技を多用して訓練食A食の嚥下を行う。VF場面ではむせが見られなかったが、弱いながらも咳をしている。喉頭の位置も訓練翌日から少しずつ上がってくる。

3日目には、38度の発熱、CRPも0.7から6.2に増加し炎症反応あるが、痰は白色の粘調痰であった。検査所見より尿路感染による発熱と判断されたため、訓練続行する。

訓練開始後2週間が経過すると、発熱も落ち着き、痰も自ら喀出する回数も増え、咳き込む力も強くなってくる。訓練食A食も座位にて自力摂取が可能となるが、スピードのコントロールはまだ困難な様子。発話は、大きな声を出すように促すと、内容が理解できる程度に改善してきている。

11. 考察

入院後は経管栄養を行っており、一度も経口摂取は行っていないことから、廃用性による喉頭下垂・嚥下機能の低下が認められた。また、脳挫傷による仮性球麻痺に加え、10年来のパーキンソン病、免疫力の低下による感染症の肺炎症状も伴っている。以上のことから、発声発語器官の運動機能低下、嚥下反射の低下・遅延、体力低下に伴う肺防御機能の低下を原因とする嚥下障害が認められた。また、昼夜逆転による睡眠障害のため、摂食中に傾眠し集中力を保てないことも多く見られ、誤嚥の原因になると考え、覚醒を強く促しながら訓練を進めていくこととなった。

訓練では、喉頭挙上と呼吸機能の向上を目的とした間接訓練と平行して、直接訓練では仰臥位30度から徐々にベッドアップし、食物形態も訓練食A食から段階的にレベルアップさせていった。

喉頭の挙上不全の問題に対しては、唾液の空嚥下・直接訓練で喉頭を実際に使うことで位置が上昇し、嚥下反射の速度も上がっていく様子が認められた。

喉頭残留の問題については、まず患者の注意力を保つことを第一にし、飴をなめて唾液の空嚥下の段階からメンデルゾーン手技にて積極的に喉頭挙上を強化することで食物残留を防ぎ、直接訓練ではうなずき嚥下・横向き嚥下を行うことで残留した食塊を除去する方法を身に付けていくことで、誤嚥防止を図った。

また、発熱・炎症反応の状態など全身状態を見極めながら、少しずつ食物形態をレベルアップさせていくことで、同時に嚥下機能の向上を図ることができた。そのため、誤嚥性肺炎を起こすことなく訓練を進めていくことができたと思われる。

また、本症例では患者自身の食べることへの意欲が強く、そのことが訓練の成果に大きく影響していると思われた。

4 臨床実習報告スライド例（養成校報告用）

(1) 失語症

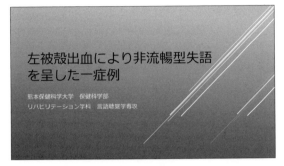
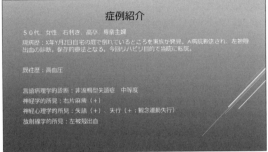
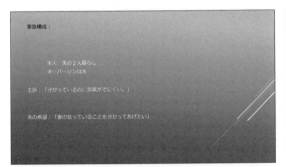
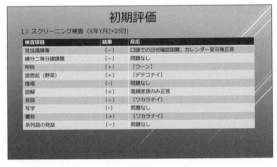
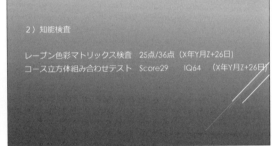
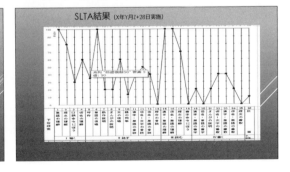

（次ページにつづく）

第6章　対象者の報告書

（つづき）

誤り反応

（呼称）
- "雷"→［ウマ］、"山"→［クサ］、"わに"→［ヘビ］
- "飛行機"→［キコ・・・ウキ］、"ちょうちん"→［リョウ・・リョウチン］

<聴覚的理解>
- 男の子がバスに乗る→男の子がバスから降りる
- 歯ブラシと鉛筆を持つ→歯ブラシと櫛を持つ
- 鍵をマッチの上に置いてください→鍵をマッチの横に置く

（音読）
- "新聞"→［シンスン...ワーン］、"犬"→［ネコ］、
  "えんぴつ"→［エンピチ］、"とけい"→［メガネ］

掘り下げ検査結果

（1）ポインティングスパンテスト　2単位
（2）空間的位置関係語の理解：問題なし
（3）SALA失語症検査　AC5　動詞の聴覚的理解：6割正答
（4）失語症構文検査　理解　レベルⅡ　語順
（5）SLTA－ST　発声発語器官の機能検査：特に問題認めず

認知神経心理学的モデルによる考察の結果（小嶋ら）

以下の項目に障害の可能性が考えられる。

①語彙辞書活性化・抽出
②音韻辞書の活性化・抽出・並び替え
③聴覚的把持力低下
④動詞・助詞の理解力の低下
⑤空間的位置関係語の理解

障害の構造（ICIDH）

Impairment レベル	#1.喚語困難 #2.語性錯語・音韻性錯語 #3.聴覚的理解力低下（短文レベル）#4.聴覚的把持力低下 #5.読解能力低下（短文レベル）#6.書字能力低下（単語レベル）
Disability レベル	#7.相手に意思が伝えられない #8.電話で相手の言うことが理解できない #9.新聞が読めない #10.手紙が書けない
Handicap レベル	#11.家族や友人と円滑なコミュニケーションがとれない #12.コミュニケーション範囲が制限される

治療目標

短期目標
喚語能力の向上　（高頻度語2～3モーラの呼称
80％以上正答）

長期目標
日常会話レベルのコミュニケーション能力の獲得

訓練計画

訓練形態：個別訓練

訓練時間：６０分

訓練期間：約１ヵ月

訓練目的：［語彙辞書活性化・抽出］［音韻辞書活性化・抽出］のルートを促通させ、喚語能力向上を目指す。

訓練内容

訓練教材
①絵カード20枚（2～3モーラ、高親密語）
②単語文字カード60枚（表記妥当性を考慮したもの）
訓練方法
①絵カードを呈示し、呼称を促す。（呼称できなかったものを訓練対象として、②の手続きに移行する。）
②①で用いた絵カード（例：犬の絵カード）に対応する単語文字カード（例：「いぬ」と書いてあるカード）とそのカードと同カテゴリーの単語文字カード2枚（例：「ねこ」と「うま」）を同時に呈示する。そして、絵カードに対応する文字カードを選択してもらい、音読を促す（音読が困難だった場合は、音声刺激を与え、復唱を促す）。
③絵カード（例：犬の絵カード）のみ呈示し、呼称を促す。
④①～③を20施行繰り返し、最後に絵カード20枚すべての呼称を促す。

訓練経過

- 訓練開始初期は、課題に対する拒否的な態度もあり、「わからない」との反応が多く認められた。
- 1週間後あたりから音読を促した際、拒否もなくなり、音韻性錯読や意味性錯読が多く認められた。
- 最終週は、課題後呼称の正答率も約70％正答認められることもあった。

まとめ

- 今回、左被殻出血により非流暢型失語症を呈した症例を経験した。
- 症例に対し、スクリーニング検査および知能検査、SLTA検査、掘り下げ検査を実施し、認知神経心理学的な分析を実施した。
- 結果、語彙辞書および音韻辞書の活性化抽出の問題、聴覚的把持力の問題などが認められた。
- 症例に対し、［語彙辞書活性化・抽出］［音韻辞書活性化・抽出］のルートを促通させ、喚語能力向上を目指すための訓練を立案し実施した。

参考文献

1）小寺富子：言語聴覚療法　臨床マニュアル
　　株式会社　共同医書出版社2004

2）藤田郁代：標準言語聴覚障害学　失語症学
　　株式会社　医学書院　2010

3）竹内愛子：脳卒中後のコミュニケーション障害
　　共同医書出版　2001

4）小嶋知幸：失語症の評価と治療
　　金原出版株式会社　2012

(2) 運動性構音障害

一側性上位運動ニューロン障害性構音障害を呈した症例

九州医療科学大学　リハビリテーション学科
言語聴覚学専攻　15150　熊本　典子

症例紹介

70代、男性、右利き
〈医学的診断名〉　脳梗塞（橋）
〈神経学的所見〉　左不全麻痺、左顔面神経麻痺（中枢性）
　　　　　　　　左舌下神経麻痺（中枢性）
〈神経心理学的所見〉特に認めず
〈言語病理学的診断名〉一側性上位運動ニューロン障害性構音障害

放射線学的所見

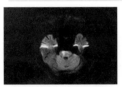

矯正中右側に病巣あり

R　　　L　　　　　平成〇〇年〇月撮影

初期評価

精神機能
MMSE：26/30　（平成〇〇年〇月実施）
レーヴン色彩マトリックス検査（RCPM）：28/36　（平成〇〇年〇月実施）

その他明らかな高次脳機能障害は認められない。

初期評価　（発症約6ヵ月後）

標準ディサースリア検査（AMSD）

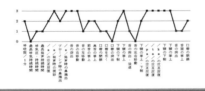

初期評価

SLTA-ST
1. 症状のまとめ
　　　　　　　　会話明瞭度：時々わからない言葉がある
2. 発語器官：舌の左右交互運動、上下交互運動障害（＋）
3. 交互運動：[pa] [ta] [ka]とも時間経過とともに歪（＋）

問題点

AMSD
・舌・口唇の運動範囲の制限・発話明瞭度：2.5・発話自然度：3

SLTA-ST
・歯茎音の歪み
・破裂音の歪み　などが多くみられた。以上、単語レベルで

〈発話特徴〉
・発話内容が長くなるにつれて発話速度が速くなる
・音の歪み　など

訓練目的

短期目標：舌・口唇の運動範囲の制限を改善させ単語および短文レベルでの明瞭度の向上
長期目標：在宅でのコミュニケーションの確立と維持

（次ページにつづく）

(つづき)

訓練方法
〈口腔構音機能訓練〉
目的：筋力増強、運動範囲の拡大

1. 口唇の突出・横引き・・・STSが健側を抑制し、「イー」と発声させる。
   突出も同様。
2. 舌の左右運動・・・STSが舌圧子で舌の右移動に抵抗を加える。
   左の移動も同様。

※訓練時には視覚的フィードバックができるように正面に鏡を置く。

訓練方法
〈構音訓練〉
目的： 音の歪みの改善
      発話速度の安定
方法： 置換や脱落の目立った音が入った短文を
      ペーシングボードを用いて音読

⇒ペーシングボードが使いにくいとの訴え

訓練方法

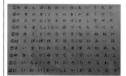

一文字ずつ指さしながら音読
⇒発話速度の調節
　明瞭度の改善

実際に使用した訓練資料の一枚

再評価　　（発症約7ヵ月後）
標準ディサースリア検査（AMSD）

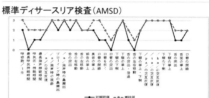

再評価
初期評価と比較（AMSD）

・口唇・舌の運動範囲は拡大したものの、運動範囲の制限は残存

・発話明瞭度：2
・発話自然度：3

再評価
初期評価との比較（SLTA-ST）
・全体的に一つ一つの音が聞き取りやすくなっていた
・歯茎音の歪が減少した

〈発話特徴〉
・発話速度の安定
・音の歪みの減少

考察
口腔構音機能訓練・構音訓練
⇒AMSDの結果としては、成績の向上は構音検査の結果や普段のコミュニケーション場面を観察すると歪が減り、明瞭度が上がった

今後も訓練を継続して行う必要がある

まとめ
今回の結果から訓練をすることで成績が向上することが分かった。
今後も発声発語器官や構音に関しての訓練を継続して行う必要があると考える。

また、集団訓練なども取り入れ、社会参加を促すことも必要だと考える。

参考文献
・西尾正輝. ディサースリア 臨床標準テキスト. 医歯薬出版株式会社. 2007
・西尾正輝. 標準ディサースリア検査. インテルナ出版. 2005
・廣瀬肇 ほか. 言語聴覚士テキスト第2版. 医歯薬出版株式会社. 2005
・岡崎豊. 病気がみえる vol.7 脳・神経 第1版. 医療情報科学研究所. 2011

（3）摂食嚥下障害

脳梗塞により嚥下障害を呈した症例

九州医療科学大学
リハビリテーション学科
言語聴覚学専攻
1315028　熊本　太郎

はじめに

今回、心原性脳塞栓症により、嚥下障害を呈した症例を担当し、経口摂取再開に関わる機会を得たので報告する。

医学的情報

【性別/年齢】
　女性、80歳代
【利き手】
　右手(使用手は右)
【家族構成】
　本人、長男夫婦の3人暮らし。キーパーソンは長男
【医学的診断名】
　心原性脳塞栓症(右中大脳動脈領域)
【現病歴】
　27年X月Y日、発語障害、意識障害、左片麻痺を認めた為、A病院へ緊急搬送。今回、リハビリ目的にて当院入院。

医学的情報

【既往歴】
　慢性うっ血性心不全、洞不全症候群、慢性腎不全、脂質異常白内障
【神経学的所見】
　摂食嚥下障害、左顔面神経麻痺(中枢性)
　左片麻痺:左上肢・下肢・手指BrunnstromstageⅡ
【神経心理学的所見】
　認知症、注意障害、左半側空間無視
【画像所見】
　当院での単純CTにて、右大脳半球の梗塞(低吸収域)を認める

全体像

- 意識清明。アイコンタクトは取れており、追視も認められた。
- 挨拶に対しても返答され、対面して50cm程度の距離において聴取できるレベルの聴力は保たれている。
- 左片麻痺を認め、右手が終始落ち着きがなく動いている反応も認められた。また、左顔面神経麻痺があり安静時において左顔面が僅かに下垂していた。

スクリーニング検査

- 反復唾液のみテスト(RSST)
　口腔内湿潤確認
　結果:2回／30秒
　反応:十分な嚥下運動に満たない反応が見られた。

- 改訂水飲みテスト
　検査前SPO2:97%
　結果:ムセ込みあり。SPO2変動なし。プロフィール3b
　反応:緊張したように飲み込む様子あり。ムセた後は、20〜30秒ほどで落ち着かれる。

（次ページにつづく）

(つづき)

嚥下関連評価

- 入院時嚥下グレード
  経鼻経管栄養のみ。嚥下グレード2
- 口腔内状況
  乾燥と痰の付着あり。義歯なし。
- ADL
  日常生活動作は全介助。
  運動FIM26点、認知FIM21点
- 全身状態
  起立性低血圧

ビデオ嚥下造影検査（VF検査）

①口腔状態：残歯なし、義歯未着用、口腔衛生面良好
②体幹角度：50度リクライニング
③食形態：開始食ゼリー、粥ゼリー、トロミ食、メイバランスゼリー

	誤嚥	残留	喉頭侵入
開始食ゼリー	－	＋（少）	－
粥ゼリー	－	＋（少）	－
トロミ（いも）	－	＋（多）	－
メイバランスゼリー	－	＋（多）	－

＋：異常あり
－：異常なし

ビデオ嚥下造影検査（VF検査）結果

- 食物送り込みのやや遅延
- 喉頭蓋谷や梨状窩の残留
- 嚥下反射惹起遅延
- 蠕動様運動の低下
- 舌根の後方移動不十分

評価結果まとめ（5期モデル）

- 先行期：認知機能低下あるも食物認識は良い。
- 準備期：左顔面神経麻痺あり、取りこぼしは無い。
- 口腔期：義歯が無く、食塊形成が不十分。
- 咽頭期：嚥下反射惹起遅延。咽頭残留あり。
- 食道期：明らかな問題は無い。

目標設定

- 最終目標：自宅で安全に食事摂取が行える。
- 長期目標：完全に三食経口摂取が行える。
- 短期目標：経管栄養を併用し三食経口摂取。

訓練プログラム

- 口腔ケア
  目的：口腔内保清、誤嚥性肺炎の予防

- 喉のアイスマッサージ
  目的：嚥下反射の惹起遅延改善

- 口腔器官の運動機能向上
  目的：口腔器官の運動機能向上、覚醒の向上

- 摂食訓練
  目的：摂食能力向上、代償的嚥下方法の定着

代償的嚥下方法

- ●複数回嚥下
  - 目的：咽頭残留の改善

- ●交互嚥下
  - 目的：咽頭残留の改善

- ●嚥下反射促通手技
  - 目的：嚥下反射の惹起遅延改善

摂食姿勢状況

- ●摂取場所
  - ベッドサイド

- ●摂取方法
  - 全介助（健側から）

- ●摂取姿勢
  - ギャッジアップ30度
  - 姿勢安定のために左上肢下肢にクッションを敷いており、頸部にもクッション使用し頸部前屈位。

摂食内容と経過

（朝）粥ゼリー50g
（昼）粥ゼリー50g
（夕）粥ゼリー50g

経過中に誤嚥性肺炎の発症は無し。

↓ 2週間後

（朝）粥ゼリー100g＋ヨーグルト
（昼）粥ゼリー100g＋メイバランスミニ1本
（夕）粥ゼリー100g

2週間後

（朝）粥ゼリー120g＋ヨーグルト
（昼）粥ゼリー120g＋トロミ食(1/3)＋メイバランスミニ1本
（夕）粥ゼリー120g

摂食時の様子（5期モデル）

先行期
- ● スプーンを口元に寄せると開口。
- ● 食物の認知はあるが、健側に注意がそれる場面あり。
- ● 訓練時においてティッシュを渡したところ、食べようとする反応が多く認められ、口に入れないよう指導されても改善する様子はなかった。

準備期
- ● 食物の取り込みは中スプーン少量で良好。
- ● 口唇の閉鎖問題はなく、食べこぼしもなし。
- ● 下顎の上下運動および臼磨運動良好。

口腔期
- ● 食物の送り込みに時間を要したが、口腔内残渣はなし。

咽頭期
- ● 食物の送り込みが完了しても、嚥下惹起に時間を要していたことから嚥下反射惹起に問題が考えられる。
- ● 喉頭挙上は一横指レベルで可能。
- ● 嚥下中・嚥下後のむせや湿性嗄声は認められなかった。

食道期
- ● 食後に逆流はなく問題はみられなかった。

考察

各5期に影響を与える要因として…
【先行期】

1. 意識障害 　➡ あり
2. 注意障害 　➡ あり
3. 認知症 　➡ あり
4. 失行 　➡ なし
5. 食思形成の異常 ➡ なし

> 食欲は保たれていたい。

（次ページにつづく）

（つづき）

考察

【準備期】
1. 開閉口障害 　⟹　なし
2. 歯周疾患 　⟹　あり
3. 口唇閉鎖不全 　⟹　なし

【口腔期】
1. 口唇閉鎖不全 　⟹　なし
2. 舌の運動障害 　⟹　なし

> 準備期と口腔期は保たれていた。

考察

【咽頭期】
1. 鼻咽腔閉鎖不全 　⟹　なし
2. 咽頭の絞り出しの低下 　⟹　あり
　（蠕動様運動の低下、舌根の後方移動不十分）

> 口腔器官運動、摂食訓練を段階的に行った
> ことで嚥下機能の改善につながったと考える。

考察

【食道期】
1. 食道・胃入口部括約筋の弛緩不全 ⟹　なし
2. 蠕動運動の低下 　⟹　なし

> 食道期に問題がなく、胃食道逆流などがな
> いことも経口摂取につながったと考える。

参考文献

1) 大畑秀穂『嚥下障害の臨床-リハビリテーションの
　考え方と実際-』医歯薬出版株式会社. 2008

2) 道健一『言語聴覚士のための臨床歯科医学-口腔
　外科学』医歯薬出版株式会社. 2000

5 症例報告用スライド例（学会・勉強会用）

(1) 失語症訓練（その1）

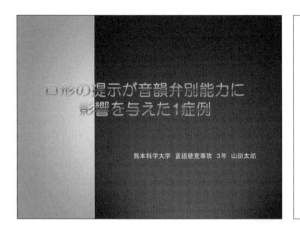

口形の提示が音韻弁別能力に 影響を与えた1症例 熊本科学大学　言語聴覚専攻　3年　山田太郎	**はじめに** 「音声コミュニケーションにおいては、口や口唇の動きなど視覚情報が重要な役割を果たす」と長谷川（2000年）らは述べている。今回、口形の提示により、音韻弁別能力が改善した症例を経験したため、若干の考察を加え報告する。
症例紹介 症例：60歳代男性 利き手：右利き 最終学歴：高卒 職業：剣研師 病歴 H○年　拡張型心筋症、心房細動、心不全 H○年　○月　言葉が出にくい、右上肢の痺れ感の訴えあり、A病院入院。 　　　　CT・MRI左MCA後方領域に梗塞域 　　　　⇒リハビリ目的にて当院へ転院する。	神経学的所見：麻痺（−） 　　　　　　　視力障害（−） 　　　　　　　視野障害（−） 　　　　　　　聴力障害（−） 　　　　※純音聴力検査右10dB左10dB 神経心理学的所見：失認（−） 　　　　　　　　　失行（−） 　　　　　　　　　RPCM 13/36 　　　　　　　　　　　　（H○ 12/1） 　　　　　　　　　kohs 29点(IQ64) 　　　　　　　　　　　　（H○ 12/4）

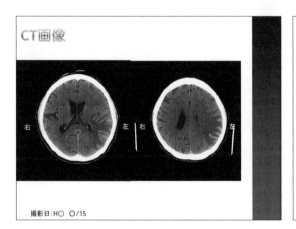

CT画像	言語症状（SLTAより）
撮影日：H○　○/15	失語症タイプ：感覚性失語（非典型例） 重症度：重度 ●単語の聴理解 　自動車⇒"太陽" 　水⇒"ラクダ"をPointing ●復唱 　猫⇒【メコン】 　馬⇒【クマ】 　眼鏡⇒【メタンヌ】【メダル】と復唱 ●呼称 　猫⇒【ウタム】 　鉛筆⇒【エタンヌ】と呼称

（次ページにつづく）

(つづき)

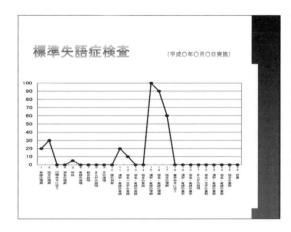

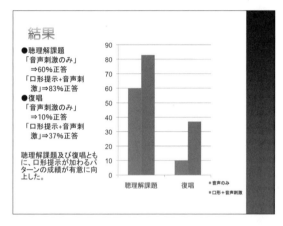

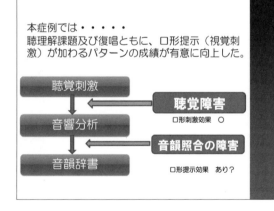

(2) 摂食嚥下障害対応

スライド1
姿勢調整により口腔及び鼻腔への
逆流が改善された症例
～気管食道分離術後の嚥下評価
及び対応を中心に～

医療法人　あおぞら会　あおぞら病院
リハビリテーション部　言語聴覚科
山田太郎、川田次郎

スライド2
症例
- 年齢：80歳代　　　　○性別：男性
- 主訴：摂取した食物が口腔及び鼻腔へ逆流する
- 現病歴：脳出血後遺症、左片麻痺、甲状腺機能亢進症、
　　　　　左大腿骨骨折術後
- 既往歴：H○.脳出血
　　　　　H○.誤嚥性肺炎
　　　　　H○.1.PEG造設
　　　　　H○.10.気管食道分離術施行

スライド3
基礎検査　結果
- RSST（反復唾液飲みテスト）
　　　　検査不能
- MWST（改定水飲みテスト）
　　　　検査不能
- 咳テスト　検査不能
- 発声発語器官運動機能検査
　舌・顎・口唇　→　若干の運動機能低下
　軟口蓋　　　　→　挙上不全(−)

スライド4
ＶＦ検査
- 使用した食形態
　　ゼリー状・ペースト状・とろみ状・Water状

- 一口量　4ml、10ml

- 姿勢　90度座位、45度仰臥位

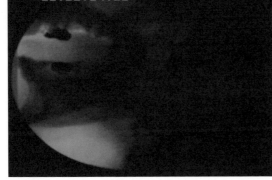
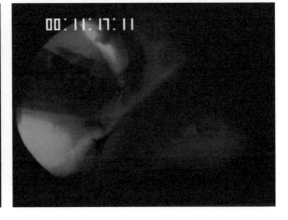

（次ページにつづく）

(つづき)

VF検査　結果

90度座位　　咽頭残留著明

　　　　↓

　　　口腔、鼻腔へ逆流

45度仰臥位　　咽頭残留減少

　　　　↓

　　　口腔、鼻腔への逆流減少

考察

嚥下反射惹起遅延　　　多量の咽頭残留
咽頭収縮不全　　　　　口腔及び鼻腔へ逆流

対策

姿勢：90度→45度　──　逆流改善

※嚥下反射惹起遅延、咽頭収縮不全に変化はないにも関わらず、なぜ姿勢を変化させると、逆流が改善したのか？

考察

90度姿勢　→　喉頭蓋谷に多量の貯留

45度姿勢　→　喉頭蓋谷・梨状窩に貯留

　90度では貯留する箇所が喉頭蓋谷のみであったが、45度では喉頭蓋谷と梨状窩に二分した。梨状窩は解剖学的に喉頭蓋谷の下部にある為、梨状窩の貯留は口腔までの距離が喉頭蓋谷よりも長くなる事で、逆流しづらくなり、量が減少したのではないかと考えられる。

まとめ

①気管食道分離術を試行した、口腔及び鼻腔への逆流を認めた患者のVF検査を検討する機会を得た

②嚥下反射惹起遅延、咽頭収縮不全の影響により、咽頭残留(多量)、口腔及び鼻腔への逆流を認めた

③上記の問題点に対し、姿勢を調整する事により、口腔及び鼻腔への逆流が改善した

④気管食道分離術の症例に、継続的な嚥下評価、間接訓練、環境調整の重要性を認識した

(3) 失語症訓練 (その2)

発症より長期経過したにもかかわらず仮名書字に改善を認めた1症例

～音韻類似的仮名文字ヒントによる
仮名単語穴くい文字作成課題を利用して～

医療法人　あおぞら会　あおぞら病院
言語療法科　山田太郎、川田次郎

症例

- 40歳代　男性　右利き
- 脳出血（もやもや病）
- 現病歴：平成〇年〇月脳出血（もやもや病）を発症し、A病院にて保存的治療を受ける。その後、平成〇年〇月にリハビリ目的で当院に入院。その後、平成〇年〇月に退院し、その後、外来にて運動療法及び言語療法を中心とした治療を行っている。

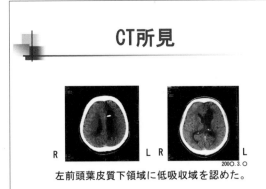

神経学的及び神経心理学的所見

神経学的所見：
　右片麻痺（＋）
神経心理学的所見：
　非流暢型失語症（＋）中等度
　近時記憶障害（＋）
　失行（－）　失認（－）　構成障害（－）
　知能検査結果
　　コース立方体組み合わせテスト
　　　スコア6　IQ44　平成〇年〇月〇日実施

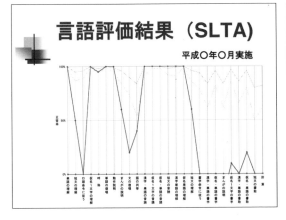

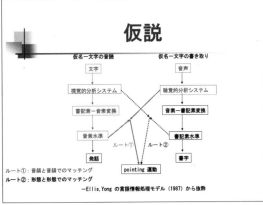

（次ページにつづく）

(つづき)

方法

<訓練頻度>
外来にて週1回40分、その他宿題を実施
<訓練内容>
①目標語（3・4モーラの高心像語、例：蜜柑、おにぎり）を表す短文（例：甘くて丸い黄色い果物は?、御飯を三角に握ったものは?）を提示→喚語を促す。
②その後、目標語の仮名文字中2文字を○で示したもの（例：○○ん、○○ぎり）を視覚的に提示→それと同時に目標文字に音韻的に類似した、仮名文字ヒントを9文字提示→選択させ書字を促した。

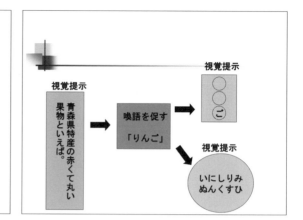

結果

- 仮名単語の呼称
    0%→60%正答
- 仮名単語の書取
    20%正答→60%正答
- 仮名1文字の書取
    10%正答→70%正答
        と改善が認められた

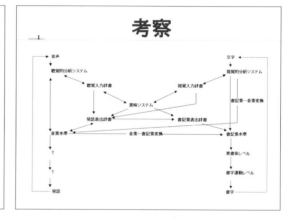

考察

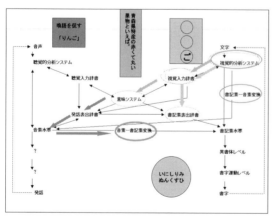

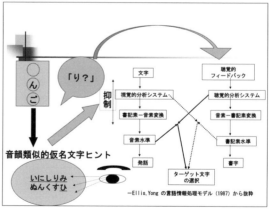

―Ellis, Yong の言語情報処理モデル（1987）から抜粋

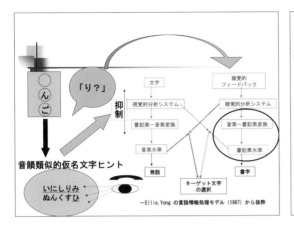

―Ellis,Yong の言語情報処理モデル（1987）から抜粋

考察

- 視覚的に提示した穴くい単語文字（例：○○ご）によって目標語に対する視覚入力辞書及び書記素表出辞書を活性化させ、また、視覚的に提示した音韻類似文字（例：ひ・み・し・り・ち・ぬ・ん・い・き）から選択させることによって、書記素‐音素変換及び音素書記素変換機能を活性化させる結果に繋がったと推測された。

まとめ

- 音韻類似的仮名文字ヒントによる仮名単語穴くい文字作成課題の効果について検討した。
- 仮名単語の書字能力に改善が認められた。
- 穴くい単語文字によって目標語に対する視覚入力辞書及び書記素表出辞書を活性化させ、また、視覚的に提示した音韻類似文字から選択させることによって、書記素‐音素変換及び音素書記素変換機能を活性化させる結果に繋がったと考えられた。

今後の課題

- 漢字書字能力の改善を図る検討を行う。
- 仮名書字能力を日常生活場面（例：電話相手の名前を書くなど）や記憶障害面へのアプローチ課題（例：日記を書くなど）に生かしていく。

6 実習日誌例

実習日誌

学生氏名 （　　　　　　　　　）

実習日	年　　月　　日　　曜日	指導者印

本日の実習内容	
午前	午後
10:20 ～ 10:50　●様　高次脳障害訓練見学 11:05 ～ 11:10　●様　失語症訓練見学 11:30 ～ 12:00　●様　レーヴン色彩マトリックス検査 　　　　　　　　　　　見学	13:30 ～ 13:45　●様　標準失語症検査実施（聴く） 14:15 ～ 14:35　●様　新患；観察 14:45 ～ 14:55　●様　摂食・嚥下訓練見学 15:00 ～ 15:10　●様　口腔ケア実施 15:30 ～ 15:35　●様　新患；観察 16:05 ～ 16:15　●様　口腔ケア、摂食・嚥下訓練実施

疑問点・その他

　訓練前の自由会話で写真を用いたことで、●様がとても興味を持って臨んでくれたのが良かったです。

　本日より SLTA を開始しました。だいぶ検査にもなれてきましたので、患者さんの表情の変化を観察しながら実施できるようがんばります。

　また●様は、発動性の低下もある方なので、●様に限ったことではないですが、興味を引く題材で検査・訓練を提案できるようにしていきたいです。

指導者記入欄

　SLTA では、正答・誤答のみ注意するのではなく、どのようなプロセスをえて正答や誤答にいたったのかを注意することも大切です。

実習日誌

学生氏名（　　　　　　　　　　　　　）

実習日	年　　　月　　　日　　　曜日	指導者印

本日の実習内容

午前	午後
8:45 ～ 9:45　●様　訓練見学 9:45 ～ 10:25　●様　訓練見学 11:25 ～ 11:45　●様　訓練見学 11:45 ～ 12:10　●様　訓練見学	13:00 ～ 14:00　実習生 症例発表 14:00 ～ 15:00　●様　見学 15:00 ～ 16:00　●様　VF 見学 16:00 ～ 17:00　グループ訓練実施 17:00 ～ 18:30　フィードバック

疑問点・その他

　VF の見学では、実際の患者様の嚥下機能の様子がみれて、集中して見ることができました。嚥下反射の遅えんには気づきましたが、いろんなポイントでの異常は、何が原因となっているのかを考えるのが難しいです。しかし、そこを分析するのが必要になってくることは理解できますので、より詳しく見られるようにがんばります。明日は患者様の様子も少し見られたら、またそこから何かわかることもあるかと思いますので、視点を変えて観察しようと思います。

指導者記入欄

　VF 検査は何回も見て評価することも大事ですが、場合によっては、その時 1 回でしっかりと評価することも必要となる場合もあります。それは VF 映像のみならず、患者さんの言語症状もそうですが…。
　本日は、いろんな方のいろんな症状を見て頂いたので、それを今後の観察に生かして頂ければと思います。

第 6 章　対象者の報告書

付録 1　言語聴覚士医学用語（医学用語の成り立ち）

　患者のカルテを参考にする機会は臨床の場面でも実習の場面でも多々あると思います。その際、用語を英語で記載してある場合もあるかと思います。その際の参考にしてください。

ST 用 医学用語集　1　①　（用語の成り立ち）

医学用語では、複合語は一般に連結形と語根と語尾（ending）でつくられる。
micr/o（連結形）scop（語根）ic（語尾）→ microscopic（顕微鏡の）
hydr/o（連結形）chlo（語根）ide（語尾）→ hydrochloride（塩酸）

接頭辞（prefix）	連結形	接尾辞（suffix）	
cardi/o	心臓　megalocardia	-itis	炎症　gastritis
gastr/o	胃　　megalogastria	-osis	症状・状態
ect/o	外	-y	名詞をつくる
cephal/o	頭　　cephalodynia	-al	形容詞をつくる
encephal/o	脳　　encephalitis	-ic	形容詞／名詞をつくる
malac/o	軟化　encephalomalacia	-logist	～の研究者　ogos　logy
mening/o	髄膜　encephalomeningitis	-ectomy	切除　gastrectomy
myel/o	脊髄　encephalomyelopathy	-otomy	切開
hyper	正常なもの以上の	-ostomy	口をつくる gastroduodenostomy
hypo	正常以下の　hypoderm/ic	-penia	減少・不十分
troph/o	栄養　hypertrophy	-paralysis	運動の消失　acroparalysis
carcin/o	ガン　carcinoma	-ia	状態を意味する名詞をつくる
laryng/o	喉頭（larynx）laryngitis	-gram	記録　electrocardiogram
pharyng/o	咽頭　otorhinolaryngology	-algia	痛み　cardialgia　gastralgia
oste/o	骨　　osteitis　osteoma	-dynia	痛み　cephalodynia
dent	歯　　dentalgia	-pathy　-path/o	病気
ab	～からはずれた　aberrant	-oma	腫瘍（tumor）adenoma
ad	～の方へ　adduction	-genic	形成・創始
crani/o	頭蓋　craniotomy	-orrhea	漏出　rhinorrhea
cerebr/o	大脳　cerebrospinal	-orrhagia	出血　encephalorrhagia
ot/o	耳　　otorrhea　otitis	-orrhaphy	縫合　nephrorrhaphy
rhin/o = nas/o	鼻　　rhinorrhea	-orrhexis	破裂　cardiorrhexis
mal	悪い	-opia	視力　ambiopia
hemi-	半分　hemisphere	-stasis	止まる・中止・抑制
neur-　neuri-	神経　neuralgia　neuritis	-graph	書く・記録する器具
multi-	多発	-ptosis	下垂　nephroptosis
pne/o	息　呼吸　tachypnea　apnea	-plegia	まひ
a-	否定（無・不・非）aphasia	-phoria	運ぶ　dysphoria = euphoria
dys-	困難　dyspnea　dysphagia		

108

ST 用 医学用語集　1　②　（用語の成り立ち・略号）

			略号	
my/o	筋肉 my/olysis		a.c.	before meals
scler/o	硬化 arteriosclerosis		ADL	activities of daily living
hem/o = hemat/o	血液 hematology		A.P	anterior-posterior
lys/o	崩壊 angiolysis		ASHD	arteriosclerotic heart disease
malac/o	軟化 encephalomalacia		B.P.	blood pressure
blephar/o	眼瞼 blepharoptosis		c	cum（−−とともに）
pneumon/o	肺 pneumonitis		C.A.	chronological age
stomat/o	口 stomatitis		Ca	cancer
gloss/o	舌 hypoglossal		C.C.	chief complain
esphag/o	食道 esophagus		CVA	cerebral vascular accident
rect/o	直		C.O.	continue order
naso-	疾病		D.C.	discontinue
vaso-	血管 vasospasm		Dx.	diagnosis
par/a	傍・周辺		E.E.G.	Electroencephalogram
phas/o	言語 aphasia		E.M.G.	Electromyogram
phon/o	声 dysphonia　aphonia		Ex.	exercise
amb/i	両側・双 ambivalence		FH	family history
psych/o	精神 psychosis		Hx.	patient history
pro	前 prognosis		H.P.I.	history of present illness
gnos	知識 diagnosis　agnosia		Lt	left
therm/o	熱 thermometer		L.P.	lumbar puncture
micr/o	小さい microcephalus		L.E.	lower extremity
macr/o	大きい macrocephalus		L.M.N.	lower motor neuron
eu-	良い・易しい euphoria		mm	heart murmur
ophthalm/o	眼 ophthalmoscopy		M.A.	mental age
aut/o	自己 autobiography		M.D.	muscular dystrophy
mon/o	単一の monomania		M.S.	multiple sclerosis
mult/i	多くの multipara		MMT	manual muscle test
null/i	無・零		O.T.	occupational therapist
olig/o	少ない		P.N.I.	peripheral nerve injury
narc/o	睡眠 narcolepsy		PT	physical therapist
is/o	同等 isotonic		Rx	treatment
necr/o	死 necropsy = autopsy		T.	temperature
hom/o	同じ ↔ heter/o		U.M.N.	upper motor neuron
syn = sym	共同・結合 sympathy		U.E.	upper extremity
pharmac/o	薬品			
ne/o	新しい			

付録 1　言語聴覚士医学用語（医学用語の成り立ち）

ST 用 医学用語集　1　③　（関係）

dorsal	背に近い・背側の	ventral	腹に近い・腹側の	
anterior	前方の・前の	posterior	以後の・後部の	
cephalic	上方の−頭部に向かって	caudal（caudad）	下方へ−尾に向かって	
ect/o	外に−外部	end/o	内に−内部	
rect/o	後ろへ・後部	pr/o	前方・以前	
mes/o	中・中間部	par/a	周囲・付近	
di/a	通して（医学用語向き）	per	通して（普通の英語向き）	
peri	周囲（医学用語向き）	circum	周囲（普通の英語向き）	
epi	より上の　epidural	sub	より下の　subdural	
extra	外	infra	より下の	
trans	越えて　transposition transfusion	contra	反対　contraindication contralateral	
in	中へ　injection	in	無・不・非　incompatible incision　insane	
ex	外へ・〜から　= exo	intra	内部　intracranial	
semi	半　　　semicoma	con	共に　　consanguinity	
hemi	半　　　hemiplegia	dis	除く・剥ぐ　　disease	
uni	1・単　　universal	post	後の（場所的）postesophageal 以後の（時間的）	
bi	2・重・双　bifurcation	ante	後の 以後の	
tri	3　　　　triceps	pre	前（位置的）　precibal 以前の（時間的）	
quadri	4　　　　quadriceps	lateral	外側の　↔ medial	

単数形		複数形	
a		ae	
us		i	
um		a	
ma		mata	
on		a	
is		es	
ix		ices	
ex		ices	
ax		aces	
名詞接尾辞		**形容詞接尾辞**	
ism	状態・理論	ous	状態・物質
tion	状態・行動		
		able	能力・〜し得る
ist	〜する人	ible	能力・〜し得る
er	〜する人		
ity	性質		

superior	上　　　↔ inferior	
internal	内　　　↔ external	
proximal	近位　　↔ distal	
rostral	吻	
sagittal	矢状の	
coronal	冠の	
transverse	横断	
central	中心　　↔ peripheral	
horizontal	水平　　↔ vertical	
flexion	屈曲　　↔ extension 伸展	
abduction	外転　　↔ adduction 内転	

ST 用 医学用語集　2　（一般的）

conservation	保存	complication	余病	
admission	入院	complexion	顔色	
discharge	退院	impossible	困難	
handedness	利き手	address	住所	
diagnosis	診断	vocation	職業	
disorder	障害・疾病	classification	分類	
unconsciousness	意識障害	attend	付き添う　看護	
conference	会議	attending physician	主治医	
case conference	ケース会議・症例検討会	introducer	紹介者	
stertor	いびき（鼾）	onset	発病・発症	
dosage	投薬	gargle	うがい	
defect	欠損	direct	直接	
habituation	習慣	indirect	間接	
tablet	錠剤　powder ＝粉薬　capsule ＝カプセル	cleaning	清拭	
drug	薬物	allergy	アレルギー	
headache	頭痛	mild	軽度	
focal	焦点	severe	重度・症状が重い	
pain	痛み	recovery	改善	
contact	接触	fever	熱	
saliva	唾	visual	視覚の	
slaver	涎	vocal	声の・音声の	
yawn	欠伸	weakness	弱い	
emotional	感情	wound	傷	
voluntary	随意に	ache	痛み	
		active	活性の・活動的	

付録 1　言語聴覚士医学用語（医学用語の成り立ち）　**111**

ST 用 医学用語集　3　①

intension	緊張	tonus	緊張
operation	手術	intelligence	知能　知性
transfusion	輸血	anesthesia	麻酔　知覚まひ
amimia	無表情	morbid	病的な　不健全な
excitatory	刺激性の・興奮	chronic	慢性　↔acute 急性
brady	遅い　bradycardia	inhibition	抑制
tachy	早い　tachycardia	infant	幼児
ascending	上行	sensory	感覚
descending	下行	cavity	窩
artery	動脈	CVA（CVD）	脳血管障害
vein	静脈	（cerebro-vascular accident (disease)）	
nerosis	壊死	aura	前兆
terminal	終末	nerve nervus	神経
dehydration	脱水	neural	神経の
apoplexy	卒中	efficacy	効力・ききめ
lesion	病変	EEG	脳波
reflex	反射	（electroencephalograph）	
insufficiency	機能不全	dementia	認知症
		in-patient	入院患者
		out-patient	外来患者
		atrophy	萎縮

ST 用 医学用語集　3　②

ataxia	失調	GCS（Glasgow coma scale）	グラスゴー式意識障害評価法
consciousness	意識	JCS（Japan coma scale）	3-3-9 度方式意識障害評価法
disturbance	障害	ROM（range of motion）	関節の動く範囲
sinister	左・悪い	BP（blood pressure）	血圧
dextrad	右	complication	余病　合併症
insomnia	不眠	urinary incontinence	尿失禁
infiltration	浸潤	facilitation	促通・促進
inertia	無気力	feeding	摂食
improvement	改善	contraction	収縮
idiopathy	突発性	Gips（独）	ギプス　cast（英）★
side effect	副作用　= secondary effect	catastrophic reaction	破局反応
acquired	後天性　↔congenital 先天性	decrease	減少すること　↔increase
ambidextrous	両手利き	symptomatology	症候学
muscle	筋	diadochokinesis	反復運動
digit	手（足）の指	denture	義歯
deformity	変形		
retardation	遅滞		

ST 用 医学用語集　3　③

internal medicine	内科
physician	内科医
surgery	外科
surgeon	外科医
neurology	神経内科
neurologist	神経内科医
neurosurgery	脳神経外科
neurosurgeon	脳神経外科医
otorhinology	耳鼻科
otorhinolaryngology	耳鼻咽喉科
dental	歯科
dentist	歯科医
ophthalmology	眼科
ophthalmologist	眼科医　= eye doctor
pediatrics	小児科　infant ＝幼児
children's doctor	小児科医
gynaecology	婦人科
gynaecologist	婦人科医
orthopedic	整形外科
orthopedic surgeon	整形外科医
Medical Social Worker	MSW　ソーシャルケースワーカー
Physical Therapy	PT　理学療法
Occupational Therapy	OT　作業療法
Public Health Nursing	PHN　保健師

prolonged action	持続性作用
optic radiation	視放線
arteriosclerosis	動脈硬化
juvenile	若年性
periodic	周期性
limb	肢　lower limb 下肢
pneumonia	肺炎

ST 用 医学用語集　3　④

abdomen	腹
absorption	吸収
anatomy	解剖
anomaly	異常
auscultation	聴診
calcification	石灰化
carrier	保菌者
complexion	顔色
cough	咳
cyanosis	チアノーゼ
degeneration	変性
density	濃度・密度
diagnose	診断する　diagnosis ＝診断
epidemic	流行
indigestion	消化不良
myalgia	筋肉痛
neuralgia	神経痛
headache	頭痛
otalgia	耳痛

anamnesis	既往症・病歴
attack	発病・発作
deterioration	悪化・退化
diaphragm	横隔膜
mastication	咀嚼
organ	器官

付録 1　言語聴覚士医学用語（医学用語の成り立ち）

ST 用 医学用語集　4　①　（耳鼻咽喉科・眼科）

aural	聴覚の	corneal	角膜
cochlear	蝸牛	nystagmus	眼振
vestibular	前庭	pupil	瞳孔
auricle	耳介	ophthalmic	眼
auditory tube	耳管	strabismus	斜視 = paralytic squint
salpingitis	耳管炎	amblyopia	弱視
aural speculum	耳鏡　= otoscope	visual field	視野
laryngoscopy	喉頭鏡	binocular vision	両眼視
otodynia = otalgia	耳痛	retina	網膜
ankyloglossia	舌（小帯）短縮症	diplopia	複視
tympanic membrane	鼓膜	convergence	輻湊
ossicles	耳小骨	homonymous hemianopsia	同名半盲　hemianopsia = 半盲
labyrinth	迷路	mydriasis	散瞳　dilatation of pupil = 瞳孔散大
canalis semicircularis	半規管		
bone conduction	骨伝導　air conduction	anisocoria	瞳孔不同
audiometry	聴覚検査	gaze	注視
epiglottis	喉頭蓋	field of fixation	注視野
vocal cords	声帯	blepharoptosis	眼瞼下垂
false cords	仮声帯	conjugate deviation	共同偏視
vertigo	めまい　= dizziness		
nasal obstruction	鼻閉塞		
esophageal	食道　esophageal voice　食道発声		
dysphagia	嚥下障害		
deglutition center	嚥下中枢		

ST 用 医学用語集　5　PT・OT・MSW

PT	理学療法	OT	作業療法
cane	杖	aid	補助用具 = auxiliary　助けるもの
wheel chair	車椅子（W/C）	ADL	日常生活動作
brace	支持具	splint	添え木・副子
prosthesis	義肢	device	自助具
orthosis	装具	Br. stage	ブルンストローム・ステージ
PNF（proprioceptive neuromuscular facilitation）	神経筋促通	ROM	関節可動
		MSW	医療ソーシャル・ワーカー
impairment	機能障害	PSW	精神科ソーシャル・ワーカー
disability	能力障害	client	依頼人・SW の流れの中にいる人
handicap	不利	rapport	関係・接触・患者との心のかよいあい
paraplegia	両下肢麻痺	welfare	福祉
quadriplegia	四肢麻痺		
isometric	等尺性		
isotonic	等張性		
isokinetic	等速性		
flaccid	弛緩性		
spastic	痙直性		
SLB（short leg brace）	短下肢装具		
LLB（long leg brace）	長下肢装具		
EM（electromyogram）	筋電図		
hamstrings	膝屈筋群の総称		
supination	回外		
pronation	回内		
antagonist	拮抗筋		
synergist	協同筋		
rigidity	強剛		
ankylosis	強直		
contracture	拘縮		
MMT（muscles motion test）	筋力テスト		

付録 1　言語聴覚士医学用語（医学用語の成り立ち）

ST 用 医学用語集　6　（大脳関係）

fissure	裂	frontal	前頭葉	
sulcus	溝	temporal	側頭葉	
gyrus	回　= convolution angular gyrus	occipital	後頭葉	
corpus callosum	脳梁	parietal	頭頂葉	
horn	角	insula	島	
thalamus	視床	angular	角	
hypothalamus	視床下部	triangularis	三角	
pars	部　= part	falx	鎌	
opercularis	弁蓋　= operculum	ventricle	脳室	
lobe	葉	putamen	被殻	
lobule	小葉	internal capsule	内包	
caudate nucleus	尾状核	external capsule	外包	
globus pallidus	淡蒼球	calcarine	鳥距	
cerebral	大脳	basilar	脳底	
cortex	皮質	Sylvius	人名　Sylvian fissure	
sinus	静脈洞	Rolando	人名　Rolandic fissure	
corpus amygdaloid	扁桃体	basal ganglia	大脳基底核	
claustrum	前障	striatum	線条体	
telencephalon	終脳	pyramidal system	錐体路系	
diencephalon	間脳	extrapyramidal system	錐体外路系	
mesencephalon	中脳（midbrain）	dura mater	硬膜	
nucleus lentiform	レンズ核	arachnoidea	クモ膜	
substantia nigra	黒質	pia mater	軟膜	
nucleus ruber	赤核	subarachnoid space	クモ膜下腔	
cistern	槽	liquor	脳脊髄液	
Monro foramen	モンロー孔	hemisphere	大脳半球	
Luschka foramen	ルシュカ孔	hippocampus	海馬回	
Magendie foramen	マジャンディ孔	cingulate gyrus	帯状回	
choroidal	脈絡	mammillary body	乳頭体	
optic radiation	視放線	area	野・領域	

ST 用 医学用語集　7　①　（精神医学）

psychiatry	精神医学 （psychology 心理学）	confabulation	作話
hysteria	ヒステリー	disorientation	失見当
neurosis	神経症	spasticity	痙直
mania	躁病	rigidity	強直
melancholia	鬱病	tremor	振戦
depressive state	うつ状態	myoclonia	ミオクローヌス
schizophrenia	統合失調症	epilepsy	てんかん
paranoia	パラノイア	grand mal	大発作
neurasthenia	神経衰弱	petit mal	小発作
delusion	妄想	convulsion	けいれん
hallucination	幻覚	suppression	抑制
akinesia	無動	repression	抑圧
mutism	無言症	regression	退行
amnesia	健忘		
illusion	錯覚		
auditory hallucination	幻聴		
confusion	錯乱		
stupor	昏迷		
coma	昏睡		
autism	自閉		
emotional incontinence	感情失禁		
mood	気分		
apathy（indifference）	無関心　感情鈍麻 無感情		

ST 用 医学用語集　7　②　（神経医学）

Alzheimer's disease	アルツハイマー病	amimia	無表情
amentia	精神薄弱	akinetic mutism	無動無言症
delirium	せん妄想	antidepressant	抗うつ剤
dissociation	解離	catatonia	緊張病
hypobulia	意欲減退	conflict	葛藤
inhibition	制止	intelligence	知能
mental health	精神衛生　= mental hygiene	catastrophic reaction	破局反応
mental retardation	精神（発達）遅滞	mental age	精神年齢
		mental deficiency	精神薄弱 = oligophrenia
		psychogenic	心因性
		somnolence	傾眠

ST 用 医学用語集　8　①　（脳外科）

CT	Computed Tomography	contrast enhancement	造影剤増強法
shift	偏位	OML line	Orbito-Meatal-Line
contusion	挫傷	CBF（cerebral blood flow）	脳血流
injury	損傷	malformation	奇形
lacunar	小さな梗塞巣	AVM（arteriovenous malformation）	動静脈奇形
cranial	頭蓋の	fracture	骨折
NPH（normal pressure hydrocephalus）	正常圧水頭症	hirn	脳（独）
operation	手術	HHD（hypertensive heart disease）	高血圧性心疾患
tumor	腫瘍	V-P shunt（ventriculo-peritoneal shunt）	脳室腹腔シャント
skull	頭蓋	V-A shunt（ventriculo-atrial shunt）	脳室心房シャント
cranial nerves	脳神経	angiography	血管撮影
ischemia	虚血	clot	血塊
stereotaxic	定位の	rebleeding	再出血
burr hole	頭蓋骨に開けた穴	hypertension	高血圧
rupture	破裂	infarction	梗塞
vessel	血管	thrombosis	血栓
pressure	圧	occlusion	閉塞
brain	脳	hemorrhage	出血
cervical	頸		
resection	切除術		
hematoma	血腫		

ST 用 医学用語集　8　②　（脳外科）

malignant	悪性	abscess	膿瘍
		epidural	硬膜外
		subdural	硬膜下

付録 2 スクリーニング用紙

　基本的な項目を含んだスクリーニング用紙を示しました。対象者の反応によって項目の順番、実施する内容を省略して使用するなど工夫して使用してください。

スクリーニング表		
実施年月日　　　　年　　　月　　　日		面接者：

A　一般情報

氏名	性別（男・女）	生年月日　　　年　　　月　　　日
現病歴：	合併症：	
既往歴：		
現住所：		
出身地：	職業：	教育歴：
利き手（　右　・　左　）	使用手（　右　・　左　）	利き手交換：あり　・　なし
家族状況	主訴：	
	趣味、その他：	

B　高次脳・言語情報

1. アイコンタクト（　＋　　－　）　表情（　＋　　－　）　ジェスチャー（　＋　　－　）

2. お名前は何とおっしゃいますか？（　口頭・書字・H 正答　）

3. 今日は何年、何月、何日ですか？（　口頭・書字・H 正答　）　　　　　年　　　月　　　日

4. 今の季節は何でしょうか？（　口頭・書字・1/4 選択　）

5. 今私たちがいる場所はどこでしょうか？（　口頭・書字・H：家、病院、施設　）

6. 今ことばで何かお困りのことはありませんか？（　ない　・　ある：　　　　　　　　　　　　）

7. 私が言うものを指して下さい。
絵カード：靴　・　電話　・　鉛筆　・　鍵　・　眼鏡　・　傘

8. これからお見せする物の名前を言って下さい。
絵カード：靴　・　電話　・　鉛筆　・　鍵　・　眼鏡　・　傘

9. これを読んでください。
靴（　漢字　・　仮名　）眼鏡（　漢字　・　仮名　）電話（　漢字　・　仮名　）

10. これを読んでからその通りにして下さい。
・鉛筆に触ってから、時計を取って下さい。

11. 後で聞きますので、この物品を覚えていてください。
①鉛筆　②時計　③鍵

12. 私の言うことを真似して言って下さい。
①窓　　　　　　　　　　　　　　　②靴下
③お茶を飲む
④食事の後は、歯を磨きます。

13. 先ほどお見せした物の名前を言って下さい。
（ヒント：①書くときに使うもの　②時間を確認するもの　③家を開け閉めする時に使うもの）

14. 私の言う通りに書いて下さい。
①犬　　　　　　　　　　　　　　　②学校
③明日は晴れです。
④これと同じものをかいて下さい。（立方体）

15. 私のまねをして下さい。

①敬礼

②おいで

C　構音情報

1. 私の言う通りにして下さい。（口頭　→　模倣）	安静時

①口唇　開鎖（＋　±　−）　　突出（＋　±　−）　　引き（＋　±　−）

②舌　　突出（＋　±　−）　前舌挙上（＋　±　−）　左右（＋　±　−）

③下顎　挙上（＋　±　−）　　下制（＋　±　−）

④軟口蓋　/a/（＋　±　−）　　　　鼻漏出（＋　±　−）

⑤咳嗽

2. 私の真似をして言って下さい。

diadochokinesis　　/pa/（　　　回/5秒）　　/ta/（　　　回/5秒）

　　　　　　　　　/ka/（　　　回/5秒）　　/pataka/（　　　回/5秒）

R　流涎（有・無）L

3. 大きく息を吸ってからできるだけ長く「あー」と言って下さい。

MPT　　　　秒　　　声質　G（0・1・2・3）　　R　B　A　S　　　　　問題なし

D　摂食・嚥下情報

1. 摂食・嚥下

食事形態　：　常食・嚥下食（　　　　　）　　　その他　：

水分　：　トロミ（　＋　・　−　）

食事方法　：　全介助・部分介助・見守り・自力摂取　　　　　　　　　問題なし

所　見

意　識	JCS（　　　　　　　　　　　　　　　　　　　　　　　　　　）
コミュニケーションレベル　　　聴く	・日常会話レベル
	・（短文　・　単語）の理解が可能
	・発声やジェスチャー、アイコンタクトの手がかりで一部理解
	・全く通じない
話す	・日常会話レベル
	・（短文　・　単語）の発話が可能
	・発話やジェスチャー、アイコンタクトで何らかを伝達
	・表出が全くない
	・喚語困難（　＋　,　−　）・錯語（＋音韻性/語性,−　）
	・保続（　＋　,　−　）・迂言（　＋　,　−　）・新造語（　＋　,　−　）
	・錯読（　＋　,　−　）・錯書（　＋　,　−　）

失語性の可能性　　　：　あり　・　なし		

dysarthria の可能性　　：　あり　・　なし（発話明瞭度：１２３４５　自然度：１２３４５）

（他の高次脳機能障害）

見当識障害	：　あり　・　疑	判断不可	問題なし
注意障害	：　あり　・　疑	判断不可	問題なし
障害に対する認識	：　なし　・　ややあり	判断不可	問題なし
半側空間無視	：　あり　・　疑	判断不可	問題なし
構成障害	：　あり　・　疑	判断不可	問題なし
記憶障害	：　あり　・　疑	判断不可	問題なし
認知症	：　あり　・　疑	判断不可	問題なし

その他の高次脳機能障害など　：

参考文献

1) 倉内紀子：言語聴覚障害総論, 建帛社, 2001
2) 山田弘幸：演習で学ぶ言語聴覚療法評価入門, 医歯薬出版, 2012
3) 杉下守弘：失語症言語訓練講座, 三輪書店, 2003
4) 江藤文夫訳：高次脳機能検査法, 医歯薬出版, 1981
5) 今村陽子：臨床高次脳機能評価マニュアル, 新興医学出版社, 1998
6) 江藤文夫他：高次脳機能障害のリハビリテーション, 医歯薬出版, 1995
7) 石合純夫：高次脳機能障害, 新興医学出版社, 1997
8) 田川皓一：神経心理学評価ハンドブック, 西村書店, 2004
9) 石川裕治：失語症, 建帛社, 2000
10) 藤田郁代他：失語症学, 医学書院, 2009
11) 鈴木重忠他：言語聴覚療法臨床マニュアル, 協同医書出版, 1992
12) 佐野洋子：失語症のリハビリテーション, 全日本病院出版会, 1999
13) 笹沼澄子他：言語コミュニケーション障害の新しい視点と介入理論, 医学書院, 2005
14) 佐藤ひとみ：臨床失語症学−言語聴覚士のための理論と実践, 医学書院, 2001
15) 鹿島晴雄, 種村純：よくわかる失語症と高次脳機能障害, 永井書店, 2003
16) 相澤悟, 児山律子, 草野義尊：失語症の言語療法, 語彙訓練, 有限会社エスコワール, 1993
17) 紺野加奈江：失語症言語治療の基礎, 診断と治療社, 2001
18) 今井邦彦, 河内十郎, 辰巳格他：言語障害と言語理論, 大修館書店, 1979
19) 山鳥重：神経心理学入門, 医学書院, 1985
20) 波多野和夫, 中村光, 道関京子他：言語聴覚士のための失語症学, 医歯薬出版, 2002
21) 竹内愛子, 石坂郁代, 金子誠他：失語症臨床ガイド, 協同医書出版社, 2003
22) 小嶋知幸：失語症の障害メカニズムと訓練方法, 新興医学出版社, 2005

索引

和文索引

あ

維持期	14
意識レベル	17
一貫性	42
逸話記録	67
意味	41
意味カテゴリー別名詞検査	23
インフォームドコンセント	21
運動障害性構音障害	20, 41
運動性構音障害	82, 93
嚥下障害	41
オーラルディアドコキネシス	55
音韻	41
音韻性錯誤	42
音韻弁別検査	23

か

開鼻声	41
回復期	14
確定の手続き	32
仮説	12
観察所見報告書	65
観察レポート	64, 74
鑑別診断	12
既往歴	18
記憶障害	41
利き手	18
気息声	41
急性期	14
教育的背景	18

教育歴	18
空間認知	41
訓練の流れ	24
痙攣発作	18
ケースレポート	75
言語障害初期報告書	71
言語病理学診断	12
言語病理学的診断の流れ	13
検査環境	21
見当識障害	41
現病歴	17
語彙判断検査	23
構音検査結果報告書	66
口腔顔面失行	35
行動観察	12
コース立方体組み合わせ検査	58
語想起	42
コミュニケーション訓練	24

さ

自然観察法	43
実験的観察方法	43
失語症	41, 78, 91
失語症語彙検査	56
失語症構文検査	55
実習日誌	106
実用コミュニケーション能力検査	57
重度失語症検査	57
主訴	16
障害の絞り込み	31
障害の受容	25

索引 **123**

状況判断力	37
消去法	32
症状	31
症状群	31
情報収集	16
情報入手ルート	28
情報の伝達度	38
症例報告書	75
症例報告用スライド	99
初回面接	28
スクリーニング	18
スクリーニング用紙	119
生起率	68
摂食嚥下障害	87, 95
線分二等分線検査	59
線分抹消検査	60
総合（的）検査	23

た

他施設への依頼状	72
他施設への紹介状	73
定性的データ	24
定量的データ	24
統語	41
動作模倣	35
トークン検査	56

な

日本版 WAIS-R 成人知能検査	58
日本版ウェクスラー記憶検査	61
認知症	41

は

発語失行	42
発生メカニズム	12
花模写検査	60
半側空間無視	36, 40
反応率	68
評価	12
評価基準	12
評価の目的	12
標準高次視知覚検査	59
標準失語症検査	23, 52
標準失語症検査補助テスト	56
標準動作性検査	61
プロソディー	41
ベントン視覚記銘検査	62
掘り下げ検査	23

ま

三宅式記銘力検査	61

ら

ラポール（ラポート）形成	20
リバミード行動記憶検査	61
臨床実習報告書	78
臨床実習報告スライド	91
臨床の流れ	16
レーヴン色彩マトリックス検査	58
老研版失語症鑑別診断検査	23, 55

欧文索引

B

Behavioural Inattention Test ·············· 59

BIT 行動性無視検査日本版················· 59

C

Communicative Abilities in Daily Living
·· 57

K

Kohs IQ ·································· 58

R

Rivermead Behavioral Memory Test ··· 61

S

SALA 失語症検査 ···················· 55

SLTA ································· 52

Sophia Analysis of Language in Aphasia
·· 55

Stadard Praxis Test for Apraxia ········· 61

Standard Language Test of Aphasia ··· 52

T

The Western Aphasia Battery Japanese
Version ····························· 52

V

Visual Perception Test for Agnosia ······ 59

W

WAB 失語症検査 ······················· 23

WAB 失語症検査日本語版 ················· 52

Wechsler Adult Intelligence Scale ······ 58

監修者プロフィール

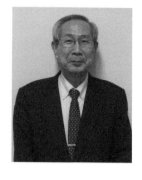

都筑澄夫（つづき・すみお）

元目白大学保健医療学部言語聴覚学科教授。1971年獨協大学外国語学部英語学科卒業。1977年国立聴力言語障害者センター附属聴能言語専門職員養成所研修終了。1977年静岡赤十字病院医療社会事業部言語療法担当。1985年日本聴能言語学院聴能言語学科専任教員。2004年九州保健福祉大学保健科学部言語聴覚療法学科教授。2006年目白大学保健医療学部言語聴覚学科教授。2016年目白大学退職。主な編著に「言語聴覚療法シリーズ第13巻、吃音」（建帛社）、「吃音は治せる有効率74％のメンタルトレーニング」（マキノ出版）。「間接法による吃音訓練　自然で無意識な発話への遡及的アプローチ - 環境調整法・年表方式のメンタルリハーサル法」（三輪書店）等。

著者プロフィール

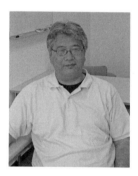

大塚裕一（おおつか・ゆういち）

熊本保健科学大学保健科学部リハビリテーション学科言語聴覚学専攻 教授。1990年日本聴能言語学院聴能言語学科卒業。2010年熊本県立大学文学部日本語日本文学専攻博士前期課程終了。1990年4月より野村病院勤務後1996年9月より菊南病院勤務、2012年4月より熊本保健科学大学准教授、2020年4月より現職。一般社団法人熊本県言語聴覚士会事務局長、くまもと言語聴覚研究会代表、熊本摂食嚥下リハビリテーション研究会事務局次長。主な著書に「失語症Q&A」共著（新興医学出版）「音楽療法士のためのわかりやすい医療用語ハンドブック―基本から略語まで」（あおぞら音楽社）「遊びリテーションのプロになる―高次脳機能障害編」「遊びリテーションのプロになる―認知症予防編」「絵でわかる失語症の症状と訓練〜言語障害メカニズムから考えよう!!〜」（医学と看護社）等

- **JCOPY** 〈出版者著作権管理機構 委託出版物〉
  本書の無断複写は著作権法上での例外を除き禁じられています.
  複写される場合は，そのつど事前に，出版者著作権管理機構
  （電話 03-5244-5088，FAX03-5244-5089，e-mail：info@jcopy.or.jp）
  の許諾を得てください.
- 本書を無断で複製（複写・スキャン・デジタルデータ化を含み
  ます）する行為は，著作権法上での限られた例外（「私的使用の
  ための複製」など）を除き禁じられています. 大学・病院・企
  業などにおいて内部的に業務上使用する目的で上記行為を行う
  ことも，私的使用には該当せず違法です. また，私的使用のた
  めであっても，代行業者等の第三者に依頼して上記行為を行う
  ことは違法です.

明日からの臨床・実習に使える
言語聴覚障害診断—成人編   ISBN978-4-7878-2693-0

2024 年 11 月 21 日　改訂第 2 版第 2 刷発行

（以下，株式会社医学と看護社より刊行）
2016 年 5 月 20 日　初　　版第 1 刷発行
2020 年 12 月 20 日　改訂第 2 版第 1 刷発行

監　修　者	都筑澄夫
著　　　者	大塚裕一
発　行　者	藤実正太
発　行　所	株式会社　診断と治療社

〒 100-0014　東京都千代田区永田町 2-14-2　山王グランドビル 4 階

TEL：03-3580-2750（編集）　03-3580-2770（営業）

FAX：03-3580-2776

E-mail：hen@shindan.co.jp（編集）

　　　　eigyobu@shindan.co.jp（営業）

URL：https://www.shindan.co.jp/

印刷・製本　日本ハイコム株式会社

© 株式会社　診断と治療社，2024. Printed in Japan.　　　　［検印省略］
乱丁・落丁の場合はお取り替えいたします.

言語聴覚士ドリルプラスシリーズ

定価 2,090円（本体1,900円+税）

器質性構音障害
● B5判・72頁・ISBN978-4-7878-2523-0　　　　　　　　　大塚裕一　編集，宮地ゆうじ　著
● 構音の問題は患者さんが抱える様々な問題の一側面に過ぎず，原疾患の理解が最重要となります．本ドリルでは構音以外にも原疾患や治療法の特徴について重要項目をピックアップし，理解を深める構成となっています．授業の復習から実習，国試，そして臨床に出てからも役立つ問題集です．

聴覚障害
● B5判・96頁・ISBN978-4-7878-2495-0　　　　　　　　　大塚裕一　編集，兒玉成博／山本麻代　著
● 音が聞こえない，あるいは聞こえにくくなっている状態である聴覚障害について，障害にかかわる解剖・生理から評価・訓練まで，国試で出題される範囲を中心に幅広くカバーした問題集になっています．主要用語は「読み解くためのKeyword」として解説！　実習や国試，そして臨床に出てからもずっと役立つ問題集です．

機能性構音障害
● B5判・80頁・ISBN978-4-7878-2494-3　　　　　　　　　大塚裕一　編集，松尾 朗　著
● 本ドリルは，主に幼児期の構音の獲得を妨げる誤学習が原因とされる「機能性構音障害」をテーマとし，障害にかかわる解剖・生理から評価・訓練まで幅広くカバーした問題集になっています．もし初めて目にする用語があっても，主要用語は「読み解くためのKeyword」として解説！

高次脳機能障害
● B5判・96頁・ISBN978-4-7878-2475-2　　　　　　　　　大塚裕一　編集，金井孝典　著
● 本ドリルは「高次脳機能障害」を取り上げています．幅広い症状，病巣となる脳との関連性など，覚えることも多い高次脳機能障害について，丁寧に解説した，実習や国試までずっと役立つ問題集です．まずは授業で学んだ内容を整理したり，復習したりする際にご活用ください．

運動障害性構音障害
● B5判・84頁・ISBN978-4-7878-2452-3　　　　　　　　　大塚裕一　編集，櫻庭ゆかり　著
● 本ドリルは「運動障害性構音障害」をテーマとし，障害にかかわる解剖・生理から評価・訓練まで幅広くカバーした問題集になっています．神経・筋の障害は特に覚えることが多い領域ですが，もし初めて目にする用語があっても，主要用語は「読み解くためのKeyword」として解説！　実習や国試，そして臨床に出てからもずっと役立つ問題集です．

言語発達障害
● B5判・82頁・ISBN978-4-7878-2456-1　　　　　　　　　大塚裕一　編集，井﨑基博　著
● 本ドリルは国試でも配点が高く，範囲も広い「言語発達障害」をテーマとしています．国試でも頻出の単語やテーマを中心に，言語発達障害の歴史から特徴，評価や支援の方法までカバーした問題集になっています．

吃音・流暢性障害
● B5判・80頁・ISBN978-4-7878-2438-7　　　　　　　　　大塚裕一　編集，土屋美智子　著
● 本ドリルは従来から存在している「吃音」と近年注目されるようになってきた「流暢性障害」をテーマとし，歴史から治療法，社会的な環境調整やセルフヘルプグループまでカバーした問題集になっています．もし初めて目にする用語があっても，主要用語は「読み解くためのKeyword」として解説！　実習や国試，そして臨床に出てからもずっと役立つ問題集です．

摂食嚥下障害
● B5判・80頁・ISBN978-4-7878-2396-0　　　　　　　　　大塚裕一　編集，福岡達之　著
● 本ドリルは高齢社会の加速に伴い今後ますます重要な分野となってくる摂食嚥下障害をテーマとし，イラストや写真を多数用いて幅広い領域をカバーした問題集になっています．もし初めて目にする用語があっても，主要用語は「読み解くためのKeyword」として解説！　実習や国試までずっと役立つ問題集です．まずは，授業で学んだ内容をドリル形式の問題でおさらいしてみてください！

失語症
● B5判・88頁・ISBN978-4-7878-2395-3　　　　　　　　　大塚裕一　編集，宮本恵美　著
● 「失語症」は，歴史，定義や症状などの基礎，評価や訓練などの臨床，環境調整の4章で構成されています．まずは左ページの穴埋め問題にチャレンジ！　右ページには「読み解くためのKeyword」として重要用語を解説しているので，より知識を深めましょう．問題は全部で389問収載，何度も繰り返し解くことで理解が深まります．授業の復習から実習，国試にまで，ぜひお役立てください．

音声障害
● B5判・72頁・ISBN978-4-7878-2394-6　　　　　　　　　大塚裕一　編集，兒玉成博／讃岐徹治　著
● 本ドリルは音声障害をテーマとし，喉頭周囲の解剖から音声評価，治療，そして環境調整の方法を幅広く網羅しています．まずは，授業で学んだ内容をドリル形式の問題でおさらいしてみてください！　各項目の重要ポイントはKeywordとして解説しています．実習や国試までずっと役立つ問題集です．このドリルで音声障害をマスターしましょう！

診断と治療社

〒100-0014　東京都千代田区永田町2-14-2山王グランドビル4F
電話　03(3580)2770　FAX　03(3580)2776
http://www.shindan.co.jp/
E-mail:eigyobu@shindan.co.jp